Heribert Fischedick

Auch das Sterben gehört zum Leben

vianova

Verlag Via Nova

HERIBERT FISCHEDICK

Auch das Sterben gehört zum Leben

vianova
Verlag Via Nova

1. Auflage 2017
Verlag Via Nova, Alte Landstr. 12, 36100 Petersberg
Telefon: (06 61) 6 29 73
Fax: (06 61) 96 79 560
E-Mail: info@verlag-vianova.de
Internet: www.verlag-vianova.de
Umschlag: Guter Punkt, München
Satz: Sebastian Carl, Amerang
Druck und Verarbeitung: Appel und Klinger, 96277 Schneckenlohe

ISBN 978-3-86616-429-1

In Memoriam
Luzia, Brigitte, Josi

*„Der Mensch, der stirbt, bevor er stirbt,
stirbt nicht, wenn er stirbt."*

ABRAHAM A SANTA CLARA

*„Im Allgemeinen finde ich,
dass die Menschen unserer Zeit
das unzulängliche Leben zu wenig
und den Tod zu sehr fürchten."*

B. BRECHT

Inhaltsverzeichnis

Vorwort

An die ersten Sterbenden, die ich erlebt habe, kann ich mich noch gut erinnern. Ich arbeitete damals als junger Student in den Semesterferien als Pflegehelfer in Kinderkrankenhäusern. Der eine war ein fünfjähriger Junge, dessen von Krebs zerfressener Körper zwischen Schläuchen und Apparaten in Anwesenheit seiner verzweifelten Eltern in einem abgedunkelten Zimmer dem Tod entgegendämmerte. Der andere war ein an Leukämie erkrankter Zwölfjähriger, der mir kurz vor Dienstschluss noch von seinen Plänen für die Zeit nach dem Krankenhausaufenthalt erzählte, während ich genau wusste, dass er morgen bei meinem Dienstantritt nicht mehr leben würde. Das ist jetzt über 45 Jahre her und doch kann ich mich noch genau an die Gesichter erinnern, so prägend und beeindruckend waren diese Erfahrungen, zumal hier nicht lebenssattes Leben in hohem Alter zu Ende ging, sondern aufblühendes Leben, das auf Entfaltung hoffte. Trotzdem habe ich mich damals weder verständnislos noch hilflos gefühlt und auch keinen Anlass empfunden, mit Gott oder dem Schicksal zu hadern. Ich hatte vielmehr tief innendrinnen eine Gewissheit, dass der Tod zu jeder Zeit und in jeder Form zur Realität des Lebens gehört und dass ich an dieser Stelle durchaus Antworten und auch Handlungsmöglichkeiten habe.

Dann kam nach dem Studium der Psychologie und Theologie und der Arbeit bei einer Beratungsstelle die Zeit meiner Seelsorgetätigkeit, und dazu gehörte theoretisch auch die Sterbevorbereitung und -begleitung. Doch wenn überhaupt, wurde ich in der Regel erst nach dem Sterben hinzugezogen. Ich erinnere mich noch an das Entsetzen eines Anrufers, als ich mich gleich auf den Weg zum Sterbenden machen wollte: „Nein, noch nicht! Noch ist er bei Bewusstsein!" Mit Abstand betrachtet sehe ich, dass ich für die Sterbesituation zwar eine theologische Ausbildung und das traditionelle kirchliche Ritual zur Verfügung hatte, mir fehlte aber noch eine reflektierte spirituelle Erfahrung, die mir die Rolle des Seelenbegleiters nahegebracht hätte. Gott sei Dank, hatte ich aber zusätzlich zur Theologie die psychologische Ausbildung, die mir wenigstens half, die Psychodynamik der Sterbenden und der Angehörigen zu verstehen und aufzufangen.

Eine einschneidende Erfahrung war es dann, als Freunde von mir, die drei heranwachsende Töchter hatten, erfuhren, dass die beiden älteren an einer unheilbaren Stoffwechselkrankheit litten, die zu einem bereits begonnenen körperlichen und geistigen Verfall und zu einem frühen Tod führen würde. Daraus wurde ein über zwanzigjähriges Sterben. Beide wurden die ganze Zeit zuhause gepflegt, umgeben und gestützt von einem großen Kreis Helfender, eine Erfahrung, die uns alle geprägt und verändert hat. Denn diese Zeit wurde unsere Lehrzeit: das Lernen eines Einverstandenwerdens und eines Lebens mit dem Tod; ein Überdenken unserer religiösen Vorstellungen und das Erarbeiten einer erfahrungsfundierten spirituellen Haltung zum Tod; das Lernen des offenen Gespräches und des offenen Ausdrucks von Gefühlen; das Bewältigen von Krisen und das Aushalten von offenen Fragen; das Erkennen dessen, was wirklich wichtig ist und zählt, und vieles mehr. Eine Erfahrung, für die wir alle bis heute sehr dankbar sind.

Einen weiteren Wendepunkt gab es noch Anfang der neunziger Jahre für mich. Ich hielt damals auf dem Hochrindl in Kärnten ein Seminar und wurde eines Abends von einem älteren Herrn im Hotel mit den Worten angesprochen: „Du gehörst auch dazu!" Ein pensionierter deutscher Heilpraktiker, der mir dann etwas von Seelen erzählte, die nach dem Tod nicht weitergehen, sondern an diesem Leben haften, von Lebenden Energien absaugen oder sogar als „Untermieter“ Stimmungen und Verhalten ihrer „Wirte“ beeinflussen; von lichtwilligen und dunklen, Schaden stiftenden Seelen. Und er meinte, ich hätte auch die Gabe, solche Seelen zu unterstützen und weiterzuleiten, und damit auch die Gabe, Menschen von solchen anhaftenden Seelen und deren Wirkungen zu befreien. Ich habe mir das angehört mit dem gebührenden Respekt vor einer solchen Meinung, aber auch mit der großen Skepsis des wissenschaftlich geprägten Psychologen. Dann aber siegte meine Neugier und ich begann unter seiner Anleitung, damit zu „experimentieren.“ Es stellten sich auch verblüffende Erfahrungen und Erfolge ein. Trotzdem verwarf ich es dann wieder. Jahre später begann ich erneut mit diesen Arbeiten und seitdem hat mich diese Gabe und Aufgabe nicht mehr losgelassen, sondern sich mit vielen weiteren Aspekten angereichert und vertieft. Trotzdem reklamiere ich für mich, bodenständig zu sein.

Seitdem habe ich viele Erfahrungen gemacht mit Seelen, die nach dem Tod nicht weitergehen konnten, weil sie vom Tod überrascht wurden und glaubten, das Leben sei ihnen noch etwas schuldig. Oder weil sie gar nicht realisieren wollten, dass ihr Körper tot ist und sie als Unvorbereitete auch nicht wussten, was jetzt anstand. Oder weil sie Angst vor Hölle und Strafe hatten. Oder weil sie sich noch Sorgen um Zurückbleibende machten oder von den Zurückgebliebenen festgehalten wurden. Oder weil es noch Ungelöstes, Ungesagtes, Ungetanes gab. Oder aber auch, weil sie nicht ins Licht, sondern Schaden stiften wollten. Alles verwirrte und verirrte Seelen, die an ihrem letzten Leben hängen geblieben waren und Hilfe brauchten. Jedenfalls haben all diese Erfahrungen mich zum einen darin bestärkt, dass es wichtig ist, sich frühzeitig mit dem Sterben auseinanderzusetzen, um gut gehen zu können und nicht als verwirrte Seele herumirren zu müssen. Und zum anderen haben sie mir gezeigt, wie berührend und wichtig es ist, Seelen in der Phase der Exkarnation begleiten zu können: so, wie wir eine kommende Seele über neun Monate willkommen heißen und ins Leben begleiten, eine gehende Seele zu verabschieden und ihren Fortgang zu unterstützen.

Unabhängig von solchen Erfahrungen und Überzeugungen gilt aber: Wir alle werden sterben und die damit verbundenen Aufgaben bewältigen müssen. Und das wird uns vorbereitet besser gelingen als unvorbereitet. Denn wir sind nicht zwangsläufig Opfer des Sterbens. Die Tatsache des Sterbenmüssens macht uns noch nicht zu Opfern des Todes. Wir sind jedoch Opfer von verdrehten Vorstellungen über das Sterben und verdrehten Einstellungen dem Sterben gegenüber, Opfer unserer eigenen Selbstvernachlässigung, wenn wir uns nicht langfristig in das Sterben einüben. Ein letzter Anstoß für dieses Buch waren daher meine Erfahrungen beim Sterben einer lieben, langjährigen Freundin.

I.

Sterben zwischen Wunsch und Wirklichkeit

1. Das Sterben lernen?

Haben Sie schon einmal darüber nachgedacht,
wie Sie sterben möchten,
wo Sie sterben möchten und unter welchen Umständen?

Vielleicht haben Sie sich damit ja schon auseinandergesetzt. Vielleicht spüren Sie aber auch das Unbehagen, das solche Fragen auslösen. Denn die Begriffe „Sterben" und „Tod" sind im Allgemeinen negativ besetzt. Wenn auch der Tod manchmal als Erlösung herbeigesehnt und empfunden wird, verbinden wir mit diesen Begriffen eher leidvolle Bilder und unangenehme Gefühle. Nachrichten und Spielfilme zeichnen ein destruktives Bild des Sterbens. Der Tod ist darin immer etwas Gewaltvolles, eine Zumutung, nichts Natürliches, ein Abbruch des Lebens und ein Verstoß gegen das, was das Leben der betroffenen Person hätte sein sollen. Der Gedanke, dass das Sterben ein Teil des Lebens, ein logisches Ende der Existenz, ein harmonischer Prozess, ein konstruktiver Umgang mit dem Loslassen, ja, eine letzte Möglichkeit der Selbstverwirklichung sein könnte, wirkt dagegen abwegig, wenn nicht sogar pervers.

Wenn frühere Generationen um einen guten Tod gebetet haben, dann hofften sie genau auf einen solchen Prozess. Sie wollten vom Tod nicht überrascht werden, sondern bewusst und vorbereitet sterben können. Wenn sich heute Menschen einen guten Tod erhoffen, dann möchte die Mehrheit am liebsten von ihm überrascht werden – möglichst alt zwar, aber in jedem Fall, ohne lange zu leiden, und am besten, ohne etwas zu merken: von jetzt auf gleich weg aus einem erfüllten Leben. Ein Sterben also, mit dem sie selbst nichts zu tun haben?

Vielleicht trifft ja Sigmund Freuds spöttische Anmerkung tatsächlich noch zu: „Wenn man uns anhörte, so waren wir natürlich bereit zu vertreten, dass der Tod der notwendige Ausgang allen Lebens sei, dass jeder von uns der Natur einen Tod schulde und vorbereitet sein müsse, die Schuld zu bezahlen, kurz, dass der Tod natürlich sei, unableugbar und unvermeidlich. In Wirklichkeit pflegten wir uns aber zu benehmen, als ob es anders wäre. Wir haben die unverkennbare Tendenz gezeigt, den Tod beiseitezuschieben, ihn aus dem Leben zu eliminieren... So konnte in der psychoanalytischen Schule der Ausspruch gewagt werden: Im Grunde glaube niemand an seinen eigenen Tod oder, was dasselbe ist: Im Unbewussten sei jeder von uns von seiner Unsterblichkeit überzeugt."[1] Damit war und ist natürlich keine fundierte religiöse oder spirituelle Überzeugung gemeint, sondern das Ergebnis der Verdrängung. Und Verdrängung ist immer ein Hinweis auf Angst.

Selbstverständlich wissen wir alle um die Tatsache, dass wir eines Tages sterben müssen. Aber es scheint, als könnten wir diese Wahrheit gar nicht ständig in unserem Bewusstsein ertragen, als könnten wir nur dann leben, wenn wir vergessen, dass alles – wir selbst eingeschlossen – vergänglich ist, zumal uns unsere Kultur nicht zu einem Einverständnis mit dem Kreislauf von Werden und Vergehen verhilft. Unsere Kultur ist vielmehr geprägt von linearem Denken, vom Gedanken der Expansion, dass immer mehr und immer Besseres entsteht und alle Grenzen überwunden werden können, wenn man nur genügend kämpft. Rückbildung, Abbau, Schwäche, sich in einen Zyklus ergeben haben darin keinen Platz. „Der Held unserer Zeit ist ein faltenloser Hundertjähriger, der den

1 S. Freud, Zeitgemäßes über Krieg und Tod, in: Studienausgabe Bd.IX., Frankfurt am Main 1974, Seite 50

Marathon unter fünf Stunden läuft und noch regelmäßig Geschlechtsverkehr hat."[2] Der Dalai-Lama, ein auch im Westen anerkannter spiritueller Lehrer, erzählt dagegen gerne, dass er in seiner Meditation jeden Morgen folgende grundlegenden Wahrheiten bedenke:

- Es ist meine Natur, alt zu werden. Es gibt keinen Weg, dem Altwerden zu entgehen.
- Es ist meine Natur, krank zu werden. Es gibt keinen Weg, dem Krankwerden zu entgehen.
- Es ist meine Natur, zu sterben. Es gibt keinen Weg, dem Tod zu entgehen.
- Alles, was mir wertvoll ist, und jeder, den ich liebe, wird sich von Natur aus verändern. Ich werde von allem getrennt werden, dem kann ich nicht entgehen.
- Mein einziger Besitz ist die Wirkung meiner Taten in Körper, Rede und Geist.

Man ahnt gleich, dass eine solche tägliche Meditation der eigenen Hinfällig- und Sterblichkeit nicht ohne Auswirkung auf die Einstellung zum Leben und auch zum Sterben bleibt. Dagegen scheint das „theoretische Wissen", dass wir alle einmal sterben müssen, keine besonderen Auswirkungen auf unser Leben zu haben. Vielmehr kommt es zu einer seltsamen Spaltung. Denn einerseits werden heutzutage durchaus Vorkehrungen für den Todesfall getroffen: Es werden Lebensversicherungen abgeschlossen, Grabstätten gekauft, Testamente und Patientenverfügungen aufgesetzt. Doch bleibt diese Vorbereitung rein funktional auf der Ebene der Regelung praktischer, rechtlicher und finanzieller Angelegenheiten. Eine existentielle Vorbereitung findet meistens nicht statt. So wird zwar darüber nachgedacht, was der Tod organisatorisch

---

2 Frank Nägele, Nie muss ein Mensch stärker sein, Kolumne im Kölner Stadtanzeiger vom 20./21.08.2016

bedeutet, aber nicht, was er für den Sinn und die Gestaltung unseres Lebens bedeutet und wie wir uns im Leben auf das Sterben vorbereiten können.

Der Tod ist heute kein Tabu mehr. Täglich bringen ihn uns die Medien ins Haus, die Seite mit den Todesanzeigen gehört immer noch zu den meistgelesenen einer Zeitung und in die Körperwelten-Ausstellungen eines Gunter von Hagens strömten Hunderttausende, um sich reale Verstorbene plastiniert im Ganzen oder aufgeschnitten anzuschauen. Aber es bleibt der „fremde" Tod. Ihn erleben wir sozusagen als „Zaungäste", d.h., wir können und brauchen ihn nicht zu ignorieren, aber wir können uns von ihm distanzieren. Denn was der Tod in seiner ganzen Tragweite bedeutet, kommt auf diese Weise nicht an uns heran. Gewöhnlich können in einer Familie heute 20 Jahre und mehr vergehen, ehe der erste nahe Familienangehörige stirbt. Der unmittelbar angehende und miterlebte Tod ist also selten geworden. So können wir die Auseinandersetzung mit dieser Realität lange aufschieben.

Als im Mittelalter Seuchen ganze Dörfer hinrafften und es nicht genügend Priester gab, die Sterbenden zu begleiten, entstand eine neue Literaturform – die „ars moriendi"-Literatur. Das waren Bilderbücher (nur die wenigsten konnten ja lesen), die die Menschen in die „Kunst des Sterbens" einüben sollten, damit sie sich auch ohne priesterlichen Beistand auf das Sterben vorbereiten konnten. In diesen Bildern wurden Phasen und Lernaufgaben des Sterbens anschaulich dargestellt, damit alle die Chance erhielten, sich gut von diesem Leben, den damit verbundenen Rollen und Aufgaben, den familiären und materiellen Bindungen zu lösen und gottgefällig in das andere Leben zu wechseln. Damals hatten die Menschen vor allem Angst vor dem, was nach dem Tod kommt, vor Strafe, Hölle und Fegfeuer. Heute glaubt nur noch eine Minderheit daran, dass nach dem Tod überhaupt noch etwas kommt. Heute haben die Menschen in erster Linie Angst vor dem, was vor dem Tod kommt: Sie fürchten sich vor Siechtum, Schmerzen und davor, am Ende ihres Lebens an Schläuche gehängt, künstlich ernährt und entwürdigt zu werden. Die einzige Möglichkeit eines souveränen Sterbens sehen sie allenfalls im Suizid, dem selbstgewählten Todeszeitpunkt und Sterbevorgang.

Ende der sechziger Jahre gründete Cicely Saunders in London das erste Hospiz, um Sterbende außerhalb der Krankenhäuser in ihrer letzten Lebensphase zu begleiten. Zur gleichen Zeit legte Elisabeth Kübler-Ross ihre „Interviews mit Sterbenden" vor. Damit begann erstmalig in der Neuzeit wieder eine bewusste Beschäftigung mit den Prozessen und Umständen des Sterbens, aus der dann die Hospizbewegung und die Palliativmedizin hervorgingen. Dennoch habe ich den Eindruck, dass es auch mehr als 40 Jahre danach nicht wirklich zu einer neuen Kultur des Sterbens gekommen ist. An würdigen Umständen und der Kunst des Sterbens mangelt es noch immer. Ersteres würde ein breites gesellschaftliches Engagement erfordern, um ausreichend finanzielle Mittel bereitzustellen und würdevolle Umstände zu definieren und zu gestalten. Letzteres ist unsere ganz eigene Aufgabe. Denn das eine betrifft die äußeren Umstände und das Verhalten anderer, das andere aber unsere ureigenen Einstellungen, Bewertungen und Weisen, mit uns und unseren Aufgaben umzugehen.

Eins ist sicher: Wir werden so sterben, wie wir gelebt haben – so bewusst oder gedankenlos, so vertrauensvoll oder ängstlich, als Opfer oder als Gestalter, so einverstanden oder widerständig, wie wir auch sonst mit Herausforderungen, Veränderungen, unabänderlich Gegebenem und Unbekanntem in unserem Leben umgehen, mit Anhaften und Loslassen, mit Bindung und Trennung, mit Grenzen und Einschränkungen. Wer sich selten emotional ausdrückt und sein Leben als Mühsal empfindet, wird auch so sterben. Wessen Leben reich an Selbstausdruck ist, wird auch das Sterben als Selbstausdruck leben. Das anstehende Sterben allein macht aus uns niemand anderen. Wir werden das Sterben angehen mit den Erfahrungen, die wir gemacht haben, und mit den Lehren, die wir – bewusst oder unbewusst – daraus gezogen haben. Wir werden das Sterben angehen mit den inneren Überzeugungen und Glaubenssätzen, die wir im Leben genährt haben. Und die, die wir nicht genährt haben, können uns natürlich dann, wenn es darauf ankommt, keinen Halt und keine Orientierung geben.

Wir kennen inzwischen aus dem beruflichen Kontext die Notwendigkeit des lebenslangen Lernens. De facto lernen wir auch in anderen Bereichen unser Leben lang. Denn es gibt immer wieder neues Wissen, das wir uns so nebenbei aneignen, neue Fertigkeiten, die wir im alltäglichen Umgang mit dem Notwendigen entwickeln. Aber es gibt auch das bewusste Arbeiten an sich selbst: an den eigenen Eigenschaften, die es zu stärken, zu mildern oder zu entwickeln gilt; an unseren Einstellungen, Bewertungen und handlungsleitenden Werten; an den Weisen, mit uns selbst, mit anderen und mit gestellten Aufgaben umzugehen.

Wie jede andere Kunst bedarf daher auch die Kunst des Sterbens einer bewussten Aneignung und eines beständigen Übens, damit sich daraus eine tragfähige Haltung und entsprechendes Verhalten entwickeln kann. Denn das ist die gute Nachricht: Wir können an uns arbeiten! Wir können uns auch mit dem Sterben auseinandersetzen und wir können uns in die Aufgaben einüben, die das Sterben uns stellt. Denn es geht dabei nicht um ein Sonderthema, das nur der Tod stellt. Es geht vielmehr um Themen und Aufgaben, die das Leben ohnehin mit sich bringt und mit denen wir schon früher im Leben umgehen müssen. Es geht um Themen, die der Tod nur noch mal in einer letzten Dringlichkeit stellt. Es geht um unsere Körperlichkeit und die Frage, ob wir mehr sind als unser Körper. Es geht um erkämpfte Unabhängigkeit und Selbständigkeit und die Angst vor Abhängigkeit und Angewiesensein. Es geht um Kontrolle und Kontrollverlust, um unsere Vorstellung von Würde und Selbstwert. Es geht um Hingabe und Loslassen, um die Bilanzierung unseres Lebens, um Sinn, Zufriedenheit und Einverständnis. Es geht darum, wie wir uns und das Leben und damit auch das Sterben verstehen. Es geht also um Themen, die nicht irgendwann anstehen, sondern jetzt – heute – jederzeit! Um Themen, in die wir uns daher einüben können.

2. *Die Realitäten des Sterbens*

In den vergangenen Jahren starben rund 85% der Verstorbenen in öffentlichen Institutionen wie Krankenhäusern (55%) und Pflegeheimen (30%), obwohl sich mehr als 90% der Bevölkerung wünschen, zu Hause zu sterben. In Umfragen wünschten sich außerdem mehr als 80% der Befragten einen schnellen Tod, aber der langsame Tod als Schlusspunkt langjähriger und vielfältiger Krankheiten ist heute die Regel.

In den vergangenen 100 Jahren hat sich die Lebenserwartung in Deutschland mehr als verdoppelt auf durchschnittlich über 80 Jahre, aber die hinzugewonnene Zeit ist nicht unbedingt eine gesunde Zeit. Sarkastische Zeitgenossen sprechen in diesem Zusammenhang von „Überlebenden des medizinischen Fortschritts."

In der Tat haben die Diagnose- und Behandlungsmöglichkeiten der Medizin enorme Fortschritte gemacht. Was vor Jahren noch ein sicheres Todesurteil war, kann heute behandelt werden. Dafür sind allerdings andere Krankheitsbilder aufgetaucht, deren Bewältigung noch kommenden Medizinergenerationen vorbehalten bleibt. Krebs, Herz-Kreislauf-Erkrankungen und Demenz haben beispielsweise erst durch die Eliminierung anderer Todesursachen jene Bedeutung gewonnen, die sie heute haben. Die Folge ist, dass wir es in Zukunft noch weniger mit Akut-Kranken als vielmehr mit chronisch Kranken und sogenannten Multimorbiden zu tun haben, mit Menschen also, die schon länger nicht mehr als gesund gelten können und an vielfältigen Krankheiten leiden.

Es ist also vor allem das hohe Niveau der medizinischen Entwicklung, das einerseits für eine frühzeitige Erkennung finaler Erkrankungen (Krankheiten, die zum Tode führen) sorgt, andererseits die Spanne zwischen Erkrankung und Tod hinauszögert und dadurch das Problem des langsamen Todes mit neuen Aufgaben und Themen schafft. Erst vor diesem Hintergrund stellt sich das Problem, wann und wie man Todkranken die Wahrheit sagen soll und ob und welche Formen der Sterbehilfe im Sinn einer Abkürzung des Sterbevorganges es geben sollte. Somit ist der langsame Tod auch Quelle neuer Ängste vor dem Sterben. Denn erst das Erleben des langsamen Todes weckt Angst vor dem Siechtum und den damit verbundenen Schmerzen, Beeinträchtigungen und Abhängigkeiten. Erst der langsame Tod schafft die langjährigen Pflegefälle und alle damit für den Kranken wie für die Pflegenden verbundenen persönlichen Belastungen. Erst der langsame Tod macht auch Institutionen erforderlich, deren Auftrag nicht mehr die Heilung, sondern die Ermöglichung menschenwürdigen Sterbens sowie die Entlastung der Familienangehörigen ist – soweit diese überhaupt noch vorhanden sind. Denn auch der familiäre Kontext hat sich entscheidend verändert.

Die durchschnittliche Familienstruktur ist heute die Kleinfamilie, bestehend aus den Ehepartnern und den Kindern, wobei die Rate der kinderlosen Paare und der Familien mit nur einem Kind steigend ist. Damit verbunden ist eine Konzentration des Familienlebens auf diese Kernfamilie bei abnehmender Bedeutung der weiteren Verwandtschaft. Gleichzeitig ist das Wohnen vor Ort anonymer geworden, Nachbarschaft ist nicht mehr gleichbedeutend mit Lebens- und Hilfsgemeinschaft. Durch die Intensivierung der familiären Bedeutung und die Reduzierung des Familienumfangs konzentrieren sich alle Aufgaben und Bedürfnisse auf wenige Personen. Organisatorische, funktionale und auch emotionale Lasten der verschiedenen Generationen, die früher auf mehrere Schultern verteilt werden konnten, müssen heute von wenigen getragen werden. Damit aber ist die Kleinfamilie überfordert. Wenn überhaupt – die Berufstätigkeit der Frauen hat ja ebenfalls stark zugenommen –, dann trifft die Last der häuslichen Krankenpflege die Frauen. Selbst unter Ausweitung der ambulanten Krankenpflegedienste geht sie vor allem zu Lasten der Frauen. Ich habe viele Frauen erlebt, die so über Jahre ans Haus gebunden waren. Auch die emotionalen Probleme der pflegebedürftigen Angehörigen mussten sie alleine auffangen und am Ende waren sie selbst ausgebrannt und kaputt. Zu all dem hatten sie auch noch Schuldgefühle, weil sie glaubten, in der ganzen Zeit weder den kranken noch den gesunden Familienmitgliedern gerecht geworden zu sein. Die Frage des eigenen Wohls war dabei völlig untergegangen.

Auch unsere Wohnverhältnisse sind nicht auf die Erfordernisse einer häuslichen Krankenpflege und eines Sterbens zu Hause eingerichtet. Wohl denen, die viel Wohnraum haben und sich außerdem zusätzlich zu den Leistungen der Krankenkasse private Unterstützung, etwa eine 24-Stunden-Pflege leisten können. Doch dem Durchschnittsbürger ist es kaum möglich, ein Zimmer als Krankenzimmer abzutreten und funktionsgerecht auszustatten. Kaum eine Wohnung ist so behindertengerecht angelegt, dass sie dem hygienischen und sanitären Bedarf genügt und eine Einbeziehung des Kranken in das familiäre Leben ermöglicht.

Gestorben wird daher überwiegend in Krankenhäusern und Pflegeheimen. Anders als Pflegeheime sind Krankenhäuser aber nicht auf die Aufgabe der Sterbebegleitung eingestellt und vorbereitet. Die Institution Krankenhaus wurde geschaffen mit dem Auftrag, zu heilen und zu lindern. Diesem Ziel fühlen sich die darin Arbeitenden verpflichtet und auf dieses Ziel hin ist der Betrieb in einem Netzwerk verschiedener Berufe und routinierter Abläufe organisiert. Diese Ordnungen und Abläufe hören aber auf, sinnvoll zu sein, wenn sie auf einen sterbenden Patienten angewandt werden. Sie sind dann nicht mehr effektiv und hören vor allen Dingen auf, sowohl den behandelnden Personen als auch den empfangenden Patienten Befriedigung zu bringen. Die Bedürfnisse eines Patienten, dessen Krankheit geheilt werden kann und soll, sind anders als die Bedürfnisse eines Sterbenden. Und die Bedürfnisse der Institution, die ein Interesse am reibungslosen Funktionieren des Betriebes hat, sind wieder etwas Anderes. Der gegenwärtige Krankenhausbetrieb ist weder von seiner Architektur und Ausstattung noch von seiner Zielbestimmung, noch von der Ausbildung der darin Arbeitenden her auf Sterbebegleitung eingestellt. Die Folge davon, dennoch mit sterbenden Menschen umgehen zu müssen, ist eine weitere Überforderung des ohnehin schon überforderten Personals und ein vermeidbares Leiden der Sterbenden an den unwürdigen Bedingungen.

In einem Betrieb, der durch seine eigenen wissenschaftlich-technologischen Errungenschaften und den daraus folgenden gesellschaftlichen Erwartungen dem Kampf gegen den Tod verpflichtet ist, bedeutet jeder Patient, der unheilbar ist oder stirbt, ein Versagen angesichts des Auftrages, zu heilen. Die medizinischen Möglichkeiten sind so zu einem Erwartungsdruck mit solcher Eigendynamik geworden, dass sich weder Ärzte und Pflegepersonal noch Angehörige diesem Anspruch entziehen können. Wurde früher beim Eintritt des Sterbens der Priester geholt, um den Sterbenden in den Tod zu geleiten, wird heute eine gigantische Maschinerie angeworfen, um den Sterbenden im Leben zu halten. Der Mensch darf einfach nicht mehr im ersten Anlauf sterben. Sicher sind wir froh um die Möglichkeiten heutiger medizinischer Technologie. Sicher sind wir froh um jeden geliebten Menschen, der sonst unserer Bewertung nach zu früh verstorben wäre und uns so doch noch erhalten bleibt. Sicher sind wir froh um jedes Kind, dem so doch noch die Entfaltung seines Lebens ermöglicht wird. Sicher sind wir froh, wenn wir auch selbst nicht mitten aus dem Leben herausgerissen werden, sondern weiterleben dürfen. Sicher sind wir froh, dass nicht irgendeine Bürokratie entscheidet, welches Leben überlebenswert ist und welches nicht, und dass deshalb der medizinische Apparat in jedem Fall zum Einsatz kommt. Dennoch habe ich den Eindruck, dass die Möglichkeiten zum Zwang geworden sind. Patientenverfügungen, in denen Menschen Kriterien dafür formulieren, unter welchen Umständen lebensverlängernde Maßnahmen ergriffen oder ausgeschlossen werden sollen, bieten hier zwar beiden Seiten mehr Sicherheit. Aber es bleibt, dass wir gerade auch durch die medizinischen Möglichkeiten verlernt haben, den Tod als einen natürlichen Vorgang zu akzeptieren. „Gehofft, gekämpft und doch verloren“ heißt es dann in den Todesanzeigen. Und wieder hat der Tod jemanden zum Opfer gemacht! Aber ob das wirklich so ist, darüber entscheiden letztlich nicht Krankheiten, sondern wir selbst – mit unserer Einstellung zum Tod und unserer geübten oder nicht geübten Haltung, zu sterben.

Pflegeheime rechnen mit dem Tod. Denn hierhin kommen Menschen, die nicht mehr alleine zuhause leben oder versorgt werden können und die auch niemand haben, der sie in einem anderen Rahmen pflegen könnte. Doch ist die Vorstellung, in ein Heim zu kommen, für viele überaus beängstigend. Denn mit dem Begriff „Altenheim” oder „Pflegeheim“ verbinden sie die Vorstellung von einem Ort, wohin man abgeschoben wird, wo man Unabhängigkeit und Selbständigkeit aufgeben muss, bevormundet wird, keine Privatsphäre mehr hat, sein Zimmer mit Menschen teilen muss, die man sich nicht aussuchen kann, und das Essen schlecht ist. Leider sind diese Befürchtungen nicht von der Hand zu weisen, sondern in vielen Fällen Realität.

Das beginnt bereits mit der Kränkung, dass selbst Menschen, die ein Leben lang hart gearbeitet haben, sich von ihrer Rente den Aufenthalt in einem Alten- und Pflegeheim nicht leisten können, sondern alles Vermögen aufgeben müssen, um wie in Kinderzeiten ein Taschengeld zu erhalten. Außerdem haben wir es auch in den Heimen mit gutwilligem, aber überfordertem Pflegepersonal zu tun. Trotzdem hat ein Pflegeheim viele Vorteile: Die Pflegenden sind erfahren in dem, was zu tun ist, sie ziehen den Sterbenden beim Waschen und Pflegen nicht durch unnötige Berührung in den Körper zurück; sie haben eine professionelle Distanz, die keine neuen Bindungen des Sterbenden intensiviert und ihn damit festhält, und sie haben wenig Zeit, wodurch dem Sterbenden viel Ruhe bleibt. Es gibt zwar sehr unterschiedliche Heime im Hinblick auf die räumlichen Voraussetzungen, die Atmosphäre, die Führung und Gestaltung und die Befähigung des Personals, aber ein gesetzlich vorgegebener enger Personalschlüssel und die Gesetze des freien Marktes für Betreiber lassen nicht viel Spielraum. Aus der Sicht und dem Kalkül der Politik ist Bankenrettung gesellschaftlich und wirtschaftlich relevanter als Investitionen in Rahmenbedingungen für ein ästhetisches und würdevolles Sterben. Denn das ist eine „Luxus"-Investition ohne Return of Investment, ohne Gegenleistung für die Gesellschaft. Pflegebedürftige sind zwar eine wachsende, aber teure und uninteressante Wählergruppe.

Vielleicht haben Sie jetzt den Eindruck, dass ich die Wirklichkeit zu schwarz male. Es gibt Fachleute, Insider, die Pflegenotstand und Zustände in Pflegeeinrichtungen noch schwärzer malen. Mir geht es aber nicht darum, noch mehr Ängste zu schüren und Pflegeeinrichtungen unter Generalverdacht zu stellen, sondern darum, von Illusionen zu befreien. Der Wunsch nach dem raschen Tod in den vertrauten Räumen im Kreis liebevoller Angehöriger ist das Eine, die statistische Wirklichkeit das Andere. Schon meine Oma pflegte Träume mit dem Hinweis einzudämmen: denn erstens kommt es anders und zweitens als man denkt. Das heißt: Die äußeren Umstände unseres Sterbens entziehen sich unserer Planung und Kontrolle. Es kommt, wie es kommt, wie es die Zufälle ergeben (oder wie es das Schicksal gefügt oder Gott geplant hat, je nachdem wie Sie das Leben deuten). Auch wenn alle möglichen Ernährungs- und Sportgurus uns Wege zur Minderung des Todesrisikos weisen, die Summe der Todesfälle bleibt gleich: 100%, alle werden sterben. Da spricht nichts dagegen, sich bis dahin geistig und körperlich möglichst fit zu halten. Aber rechnen wir realistischer Weise mit folgendem Szenarium:

1. Aller Voraussicht nach werden wir einen langsamen Tod sterben als Folge chronischer oder mehrfacher vorausgehender Erkrankungen mit zunehmenden Einschränkungen.
2. Und aller Voraussicht nach werden wir in einer öffentlichen Einrichtung sterben, außerhalb unseres vertrauten Zuhauses und von Fremden gepflegt.

Mich hat einmal in einem Vortrag eine Zuhörerin beeindruckt, die deutlich erklärte, sie würde in jedem Fall in ein Heim gehen, denn sie wüsste genau, wen die Verantwortung der Pflege treffen würde: die jüngste Tochter, die ohnehin nicht Nein sagen und sich nicht abgrenzen kann; diesen Konflikt wolle sie ihr ersparen. Respekt! Aber warum wollen wir überhaupt am liebsten zuhause sterben und warum am liebsten von jetzt auf gleich? Weil der Wechsel in ein Heim uns mit grundlegenden Themen konfrontiert, die das Sterben uns stellt, und denen wir ausweichen möchten:

Sterben fordert, dass wir uns lösen müssen – von Vorhaben, Wünschen, Wichtigkeiten, Vertrautem, Besitz und Bindungen; kurz gesagt: von allem!

Sterben fordert, dass wir die Anhaftung an das Leben aufgeben, uns von der Außenwelt in die Innenwelt zurückziehen, von der Aktivität in die Ruhe.

Sterben wirft uns auf uns selbst zurück, auf eine letzte existentielle Einsamkeit, die niemand aufheben kann: Sterben werden wir alleine, niemand macht es für uns und niemand kann mit uns gehen.

Das alles fordert das Sterben von uns. Ob wir wollen oder nicht, es führt kein Weg daran vorbei. Wir können das als Zumutung erleben, als Gewalt und Zwang und uns bis zum letzten Atemzug dagegen wehren. Wir können aber auch damit einverstanden sein, uns dem nicht nur ergeben, sondern jede dieser Aufgaben bewusst leben. Der Wechsel aus der vertrauten Umgebung und der Familie in eine professionelle Einrichtung ist ein Übungsfeld dafür. Ich haben einmal mit den Mitarbeiterinnen und Mitarbeitern eines Alten- und Pflegeheimes über die Prozesse der Aufnahme ins Heim gearbeitet. Darüber wurde uns bewusst, dass in diesem Übergang auch schon all die Phasen und Themen stattfinden, die Elisabeth Kübler-Ross als typische Phasen des Sterbens beschrieben hat: das oft lange Ignorieren der Realitäten, das Aufbegehren gegen den Wechsel ins Heim und die Depression der Einsicht in das Unabwendbare, das Verhandeln über Zeiten und Umstände und schließlich das Einverständnis oder die Resignation. Der Wechsel in eine solche Einrichtung ist ein kleiner Tod, dem der richtige Tod folgen wird. Aber die Themen dieses Wechsels sind Themen und Aufgaben, in die wir uns schon viel früher einüben können, indem wir zum Beispiel andere Wechsel und Abschiede bewusst, auf unsere inneren Prozesse achtend, und aktiv gestalten.

3. *Wie der Körper sein Leben beendet*

Wenn ein Totenschein ausgestellt werden muss, stehen dort oft Banalitäten wie „Herzstillstand“ oder „Atemstillstand“ als Todesursache. Banal deshalb, weil schließlich bei jedem Tod das Herz seine Funktion einstellt und bei jedem Tod das Atmen einmal aufhört. Es ist einfach die natürliche Folge, wenn ein altes Herz oder ein schwacher Kreislauf, der Schwund von Körpersubstanz und Lebenskraft schließlich zum Tode führen. Manchmal steht im Totenschein aber auch eine lange Liste der voraufgegangenen Erkrankungen, Stadien und deren Folgen bis zum endgültigen Tod. Denn jede Krankheit hat ihren eigenen Weg in den Tod, aber nur die wenigsten Sterbenden litten im Alter an nur einer Krankheit. Bei den meisten war und ist es ein komplexes, multimorbides Geschehen, so wie auch der Körper ein hochkomplexes System zusammenwirkender Organe, Funktionen und Prozesse ist.

Statistisch stehen mit mehr als 40% auf Rang 1 der Todesursachen die **Herz-Kreislauf-Erkrankungen**. Mehr als 92% der davon Betroffenen waren älter als 65 Jahre. Unter den Herz-Kreislauf-Erkrankungen wiederum steht die **chronische ischämische Herzkrankheit** an erster Stelle. Sie beginnt damit, dass durch ein Bündel von Ursachen (üppiges Essen, Rauchen, Bewegungsmangel, Bluthochdruck und auch erbliche Veranlagung) die Arterien, die das Herz mit Blut versorgen, durch Ablagerungen von Kalk und Fetten zunehmend eng und unelastisch werden. Dadurch wird dem Herzen zu wenig Blut zugeführt und es wird nicht mehr ausreichend mit Sauerstoff versorgt. Infolge der Unterversorgung (Ischämie) kommt es zu eingeschränkter Belastbarkeit und bei körperlicher oder psychischer Belastung zu Schmerzen im Brustbereich, oft auch mit Atemnot und Angstgefühlen verbunden. Schließlich krampft der Herzmuskel schmerzhaft (**Angina pectoris**) so, wie auch eine Wadenmuskulatur infolge von Sauerstoffmangel durch Überanstrengung schmerzhaft krampft.

Wird dieser ischämische Zustand nicht binnen zehn Minuten behoben, führt der Herzmuskelkrampf zum Absterben von Teilen des Herzmuskels (ca. drei bis vier Quadratzentimeter der unterversorgten Muskelwand), ein Vorgang, der als **Herzinfarkt** bezeichnet wird. Der akute Herzinfarkt steht an zweiter Stelle der Herz-Kreislauf-Todesursachen. Mit jedem überstandenen Herzinfarkt wird der vernarbte Bereich des Herzmuskels größer und die Pumpleistung des Herzens geringer.

Damit kommt es zur dritten Todesursache im Herz-Kreislaufbereich, der **chronischen Herzinsuffizienz**. Die Herzmuskulatur treibt einfach nicht mehr genügend Blut in den Kreislauf. Blut fließt sogar teilweise in die Venen zurück und bewirkt Staudruck in den Lungen und anderen Organen (Wasser in den Lungen oder Wasser in den Beinen und Füßen). Das Herz versucht daraufhin, mehr zu leisten, was aber mehr Sauerstoff erfordern würde als die verengten Herzkranzgefäße herbeiführen können. So kommt es zu weiteren Störungen, zum Beispiel zum tödlichen **Kammerflimmern** oder zu Unterfunktionen von Nieren und Lungen, eine ideale Voraussetzung für fortschreitende Entzündungen. Viele Herzpatienten sterben daher an Lungenentzündung. Oder die aufgestaute Blutflüssigkeit überschwemmt die Lunge (Lungenödem) und der Sauerstoffmangel führt zum Hirntod. Da viele Menschen heute ein hohes Alter erreichen, kommt es verstärkt zur Herzinsuffizienz, denn die Pumpleistung des Herzens lässt ohnehin mit zunehmendem Alter nach.

Wie das Herz verlieren auch andere Organe und Funktionen an Kraft. Mit jedem Jahrzehnt verringert sich ab dem vierzigsten Lebensjahr die Blutzufuhr zu den Nieren um 10% und setzt damit die Leistungsfähigkeit der Nieren herab. Ab dem fünfzigsten Lebensjahr verliert das Gehirn alle 10 Jahre 2% seines Gewichtes.

An zweiter Stelle der Todesursachen erscheinen in der Statistik die **Krebserkrankungen** mit 25,5%. Krebs wird heute als eine Krankheit verstanden, die auf der unvollkommenen Reifung junger Zellen beruht. Wir besitzen im Körper sogenannte Stammzellen, deren Aufgabe es ist, rasch neue Zellen zu bilden, um abgestorbene Zellen ersetzen zu können. Die Tochterzellen der Stammzellen besitzen ebenfalls die Fähigkeit der raschen Vermehrung. Im Zuge ihrer Reifung verlieren sie diese Fähigkeit, sie können sich dafür aber umso besser in verschiedene Zell- oder Gewebetypen differenzieren, je nach dem, wofür sie im Körper gebraucht werden.

Eine Krebszelle ist eine Zelle, die diese Differenzierungsfähigkeit verloren hat und daher unkontrolliert wuchert. Ist sie dem Reifungszustand schon ziemlich nahegekommen, bildet sie einen gutartigen Tumor, der nur langsam wächst und nicht in das umgebende Gewebe eindringt. Ist die Reifung in einem frühen Stadium zum Erliegen gekommen, wuchert die Zelle unkontrolliert und behindert den umliegenden Zellverband in seiner Funktion. Der amerikanische Mediziner Sherwin B. Nuland bezeichnet Krebszellen darum als eine „barbarische Bande plündernder Jugendlicher, die keiner Führung mehr gehorchen." Man kann sie also nur vernichten oder versuchen, ihre weitere Vermehrung zu stoppen.

Besonders gefährlich ist ihre Fähigkeit der Metastasenbildung: Der Tumor wuchert durch die Wände von Blut- oder Lymphgefäßen und streut so Krebszellen in den Blutkreislauf oder die Lymphflüssigkeit, über die sie sich dann in entfernteren Geweben oder Organen festsetzen können. Allerdings erreicht nach vorsichtigen Schätzungen allenfalls eine von hunderttausend in die Blutbahn gelangten Krebszellen ein anderes Körperorgan und noch weniger sind in der Lage, sich dort auch festzusetzen.

In unempfindlichen Organen kann ein Tumor eine beachtliche

Größe erreichen, bevor er Symptome erzeugt. Aber schon ein kleiner Tumor kann lebenswichtige Hirnzellen oder Blutgefäße zerstören und zu starken Blutungen führen (Magen-/Darmkrebs). Ein wachsender Tumor kann ein Organ wie Leber oder Niere so stark schädigen, dass es seine Funktion nicht mehr erfüllen kann. Ein Tumor kann aber auch indirekt töten, indem er den Körper auszehrt und schwächt. Unmittelbare Todesursachen sind dann häufig Lungenentzündungen, Abszesse, Entzündungen der Harnwege oder andere Infektionen mit der Folge einer Blutvergiftung.

An dritter Stelle der Todesursachen rangiert der **Schlaganfall** mit mehr als 15%. Bei ihm bricht aus den gleichen Gründen wie beim Herzinfarkt die Blutversorgung des Gehirns zusammen. Um arbeiten zu können, benötigt das Gehirn eine große Menge an Energie, die es mit Hilfe von Sauerstoff aus Traubenzucker gewinnt. Ein unterversorgtes Gehirn hat schon nach wenigen Minuten den noch vorhandenen Traubenzucker und Sauerstoff aufgebraucht und beginnt, abzusterben.

Je nach betroffener Hirnregion hat das Absterben unterschiedliche Symptome zur Folge, wie Lähmungen und Sprachstörungen, Störungen der Steuerung von Vitalfunktionen oder der höheren Funktionen des Gehirns wie des geordneten Denkens. Kleinere Schlaganfälle werden oft nicht bemerkt. Ist der Schlaganfall besonders heftig, fällt der Betroffene ins Koma. Möglicherweise kommen abrupt abfallender Blutdruck oder Herzrhythmusstörungen dazu oder die Hirnmasse schwillt an, was zu weiteren Schädigungen führt, und es kommt zum Tod durch Herzrhythmusstörung oder Atemstillstand. 20% der Betroffenen sterben innerhalb von vier Wochen nach dem Schlaganfall, 37% innerhalb eines Jahres. Die Überlebenden haben meist mit erheblichen Beeinträchtigungen durch die oben geschilderten Symptome zu leben und bleiben mehr oder weniger pflegebedürftig.

An vierter Stelle der Todesursachen folgen inzwischen die Demenzerkrankungen mit etwa 12%. Bei der **Alzheimerschen Krankheit** findet ein schrittweiser Abbau einer großen Anzahl von Nervenzellen der Hirnrinde statt sowie eine Verringerung der Ausschüttung von Azetylcholin, einem gerade für kognitive Vorgänge wichtigen Botenstoff der Hirnzellen. Die betroffene Region im Gehirn und der Grad der Zerstörung bestimmen die Symptomatik der Demenz. Sie beginnt mit leichten Wahrnehmungsstörungen (Gedächtnislücken, Verlegen von Alltagsgegenständen, bekannte Worte fallen nicht ein). Dann verstärken sich Wortfindungsschwierigkeiten, das Kurzzeitgedächtnis lässt nach und die Betroffenen haben zunehmend Schwierigkeiten bei Planung, Organisation und der Ausführung von Aufgaben. Dann lässt auch das biografische Gedächtnis nach, wodurch die Betroffenen sich immer weniger an Ereignisse und Erfahrungen ihrer Lebensgeschichte erinnern können. Sie verlieren ihre Selbstidentität und ihre Stimmung wird – zumindest vorübergehend – schlecht. Manche Betroffene entwickeln stark aggressive Züge. Im weiteren Verlauf nimmt die Verwirrung immer mehr zu, d.h., die Betroffenen sind desorientiert, erkennen Familienangehörige und Bekannte nicht mehr, sie brauchen intensive Betreuung. Schließlich lässt auch das prozeduale Gedächtnis nach, die Betroffenen verlernen Kauen, Gehen, Schlucken und sind völlig auf äußere Hilfe angewiesen. Inkontinenz, Katheder und Bewegungsmangel führen häufig zu Infektionen der Harnwege. Infolge des nachlassenden Schluckreflexes ziehen die Erkrankten Speichel und Nasenschleim in die Bronchien, wodurch die Gefahr der Lungenentzündung steigt. Im Endstadium sterben die Betroffenen dann an einer Infektion.

Egal, welche Krankheit, welcher Prozess, welcher Weg auch immer uns an die Schwelle des Todes geführt hat, irgendwann geht es auf **das direkte Sterben** zu. Die Kräfte versiegen mehr und mehr, die Schwäche nimmt zu und der Körper verlangt nach mehr Ruhe. Als Erstes vergeht der Geruchssinn und dadurch schmeckt auch nichts mehr. Irgendwann vergeht auch der Hunger. Der Körper verlangt einfach nicht mehr nach etwas, das er nicht länger braucht. An dieser Stelle wird es für die Angehörigen schwierig. Zum einen verbinden sie mit Verhungern und Verdursten beängstigende Vorstellungen, zum anderen wollen sie ein-

fach nicht akzeptieren, was durch die Nahrungsverweigerung erkennbar wird: Sie wollen nicht, dass der Sterbende sich in dem natürlichen Prozess ergibt bzw. dass er sich aufgibt (so sehen sie es). Dann steht die Frage der künstlichen Ernährung an, das Legen einer Sonde. Wenn dem Körper aber keine Nahrung mehr zugeführt wird, kommt es nicht zu einem Leiden, sondern nach ein bis zwei Tagen zum sogenannten Hungerstoffwechsel, bei dem der gesamte Stoffwechselprozess heruntergefahren wird, um so wenig Energie wie möglich zu verbrauchen. Damit legt sich auch das Hungergefühl. Die Eiweiß- und Fettreserven des Körpers werden allmählich aufgelöst. Im Zuge dessen schüttet der Körper vermehrt Endorphine aus, sogenannte Glückshormone, die Schmerzen dämpfen und eben auch zu euphorischen Gefühlszuständen führen können.
Was mögliche **Schmerzen** im Verlauf des Sterbeprozesses betrifft: Schmerz ist von allen Aspekten des Sterbens derjenige, der am besten beherrscht wird – das aber nur vom ausgebildeten Schmerztherapeuten oder Palliativmediziner! Abhängig von einer sorgfältigen Analyse der Qualität des Schmerzes (wann, wo, wie, akut oder chronisch), werden Schmerzmittel in Form von Tabletten, Infusionen, Tropfen, Sprays und Pflaster in genau abgestimmter Dosierung verabreicht. Interessanterweise sinkt der Verbrauch an Schmerzmitteln, wenn Betroffene sich diese mithilfe einer Pumpe oder eines Nasensprays selbstdosiert zuführen können. Offenbar verringert das Gefühl der Kontrolle und Beeinflussbarkeit die Angst vor Schmerzen und damit auch die Schmerzempfindlichkeit. Denn das Schmerzempfinden ist ein hochkomplexes Zusammenwirkungen von Nerven und verschiedenen Hirnregionen und auch ganz persönlichen Prägungen (Kultur/Erziehung). Starke Anspannungen, wie sie etwa das Gefühl der Hilflosigkeit erzeugt, verstärken das Schmerzempfinden. Die Anwendung von entspannenden Verfahren senkt das Schmerzempfinden.[3] Ein per

3 Bei chronischen Schmerzen gibt es z.B. sehr positive Erfahrungen mit MBSR und MBCT, sogenannten Achtsamkeitsbasierten Verfahren, die sich leicht erlernen lassen.

Nasenspray zugeführtes Opiat wird von den Nervenfasern selbst aufgenommen und direkt ins Gehirn geleitet, so dass es umgehend wirkt, während Tabletten und Spritzen mindestens 20 Minuten bis zur Wirkung benötigen. Auch das Wissen um die Möglichkeit einer zusätzlichen Sedierung hilft. D.h., bei Bedarf können die Schmerzmittel so hoch dosiert und mit Beruhigungsmitteln versetzt werden, dass Angst und Schmerz nicht mehr wahrgenommen werden – unter Umständen aber auch nichts anderes mehr. Eine langsame, schrittweise Erhöhung von beispielsweise Morphin („Herandosieren") ermöglicht Patienten aber durchaus, auch bei extrem hoher Dosierung wach und bewusst zu bleiben. Wer in seiner Patientenverfügung festgelegt hat, dass Schmerzstillung vor Lebensverlängerung geht, erlaubt dadurch eine so hohe Dosierung, dass die damit verbundene Lebenszeitverkürzung in Kauf genommen wird. Oft tritt aber eher die umgekehrte Wirkung ein: eine Lebenszeitverlängerung, weil die Lebensqualität durch Schmerzreduktion enorm steigt. Niemand muss also Schmerzen aushalten! Frühzeitige und dauerhafte Medikation trägt erheblich zu einer besseren Befindlichkeit bei. Experten schätzen, dass auch bei 95 Prozent der Tumorpatienten Schmerzen mit verschiedenen Strategien erfolgreich gelindert werden können. Die ärztliche Berufsordnung verpflichtet den Arzt, Leiden zu lindern – und eine kompetente Schmerztherapie gehört dazu. Eine unterlassene Schmerztherapie kann sogar strafrechtlich Konsequenzen haben: In solchen Fällen können sich Ärzte wegen fahrlässiger oder sogar vorsätzlicher Körperverletzung sowie wegen unterlassener Hilfeleistung strafbar machen. Fordern Sie daher Ihr Recht auf eine effektive Schmerzbekämpfung unter Einbeziehung von Fachärzten ein.[4]

Auch der Übelkeit, die mit manchen Krankheitsverläufen und Behandlungsmethoden verbunden sein kann, lässt sich gut entgegenwirken. Zum Beispiel mit Aromatherapie (naturreine Öle wie Ange-

---

4 Hilfen erhalten Sie von der Deutschen Schmerzliga e.V.; www.schmerzliga.de.

l-, Ingwer-, Koriander-, Patchouli-, Pfefferminz-, Sandeler Öle in einer Duftlampe erwärmt werden und so ihren nen und damit ihre Wirkung entfalten können. Auch die des Akupunkturpunktes Perikard 6 (ungefähr 2-3 Finger breit unter dem Handgelenk dort, wo sich die Verschlussschnalle einer Uhr befindet) durch Druck, Massage oder Akupunktur wirkt innerhalb kurzer Zeit.

Durch die zunehmende Schwäche fällt mit der Zeit das Sprechen schwer, die Stimme wird eher zu einem Hauchen. Alles, was noch zu sagen wäre, muss jetzt geschehen, denn bald geht es nicht mehr. Der Atem wird immer flacher, ab und zu stockt er auch, ehe er mit einem Seufzen wieder einsetzt. Was in diesem Stadium oder als Begleitsymptom mancher Krankheiten möglicherweise auftreten kann, ist **Atemnot**. Sie macht Angst und Angst führt verstärkt zu Atemnot. Aber das bedeutet nicht wirklich, zu wenig Luft zu bekommen. Durch das flache und hektische Atmen gelangt nur weniger Luft in die Bronchien. Dafür wird mehr Energie verbraucht, was wiederum mehr Sauerstoff verbraucht und die Atemnot verstärkt. Außerdem wird durch die schnelle, flache Atmung das Stresshormon Adrenalin ausgeschüttet. Es reicht deshalb, zu einem ruhigen Atmen zurückzufinden oder den Oberkörper aufzurichten und das Fenster zu öffnen. Kühle Luft beruhigt. Ich klopfe bei Betroffenen auch sanft das Brustbein hoch und vom unteren Brustbein zu den Schultern hin, um die Spannungen zu lösen und den gefühlten Atemraum wieder zu erweitern. Auch ein hörbares, langsames eigenes Ausatmen hilft Betroffenen, wieder in einen ruhigen Atemrhythmus zu finden. Vertiefte Atmung (vor allem Ausatmung) stoppt sofort die Adrenalinausschüttung, so dass insgesamt wieder Beruhigung eintritt. Niemand erstickt bei Bewusstsein! Wenn die Lunge versagt, steigt der Kohlendioxidgehalt im Blut, was zur Bewusstlosigkeit führt, meistens im Schlaf, wenn der Kohlendioxidspiegel ohnehin steigt. Erst danach tritt der Tod infolge von Sauerstoffmangel ein. Auch bei Atemnot sorgt ein morphinhaltiges

Nasenspray, gegebenenfalls mit Beruhigungsmitteln angereichert, für sofortige Linderung. Bei Erkrankungen wie Lungenkrebs im Endstadium kann auch eine sogenannte palliative Sedierung vorgenommen werden – die Verabreichung abschirmender Medikamente, die die Situation erträglich machen, indem sie das Bewusstsein herabsetzen. Die Ängste vor oder infolge von Schmerzen, Übelkeit und Atemnot sind ernstzunehmende Ängste, die von kompetenten Ärzten auch ernst genommen werden. Auch wenn es bei manchen Ärzten die Meinung gibt, das Internet sei der Feind des Arztes, hilft es, sich frühzeitig über diese Themen und Behandlungsmöglichkeiten zu informieren, um als Betroffene oder Angehörige dafür zu sorgen, dass die Möglichkeiten auch in Anspruch genommen werden.

Die zunehmende Schwäche bringt einen auch immer mehr in den Schlaf. Die seltener werdenden Wachzustände sind dann eher von Innerlichkeit geprägt als von Zuwendung zur Außenwelt. Die Schwäche lässt den Mund aufstehen, das Schlucken fällt schwer, Mund und Rachen werden trocken. Trotzdem verweigern viele in diesem Stadium auch das Trinken, was Angehörige erneut in Schrecken versetzt. Denn sie denken dabei an Filmszenarien vom Verdursten in der Wüste. Der Verzicht auf Flüssigkeitszufuhr hat aber im Endstadium eher positive Wirkungen. Die mit der Austrocknung einhergehende Elektrolyt-Verschiebung bewirkt, dass die Schmerzschwelle angehoben wird und damit sogar Schmerzstillung erreicht werden kann. Die vermehrte Ausschüttung von Endorphinen verstärkt das Wohlgefühl. Durch die Austrocknung werden auch Ödeme (Flüssigkeitseinlagerungen) von Tumoren verringert und auf diese Weise Druckerscheinungen (auch Hirndruck) entgegengewirkt. Die Produktion von Magen- und Bronchialsekreten wird verringert, was weniger Übelkeit und weniger Husten bedeutet und Absaugen erspart. Der Verzicht auf Flüssigkeitszufuhr verstärkt außerdem das allmählichen Hinwegdämmern. Denn den Nieren fehlt jetzt die Flüssigkeitszufuhr, um ihre Ausscheidungsfunktion aufrechtzuerhalten. Eventuell kann das sogar den Harnkatheder ersparen. Durch die nachlassende Nierenfunktion kommt es zu einer Erhöhung des Harnstoffs im Blut, was immer schläfriger macht. Der Tod tritt dann in der Regel im Schlaf durch Herzstillstand ein. Die einzigen unangenehmen Begleiterscheinungen der Austrocknung sind die Trockenheitsgefühle im Bereich der Schleimhäute. Deshalb ist eine besonders intensive, häufige und sorgfältige Mundpflege erforderlich. Hierzu gehört in erster Linie das Angebot, den Mund wiederholt zu spülen, das Lutschen von Eisstückchen (Tee), sofern das als angenehm empfunden wird, oder das Besprühen des Mundes mit einem Sprühfläschchen (Eiswürfelherstellung und Besprühen kann auch mit „Lieblingsgetränken" eines Sterbenden erfolgen, z.B. mit Wein). Entgegen allen landläufigen Vorstellungen ist also das „Sterbefasten", der Verzicht auf Essen und Trinken angesichts des bevorstehenden Todes etwas sehr Friedliches. Die Ärzte sprechen von langsamer „Eintrübung", so wie die Sonne versinkt und ein Licht verlöscht.

Auch ohne Sterbefasten lässt schließlich der Schluckreflex nach. Dadurch sammelt sich Speichel im Rachen und es kommt zum brodelnden Geräusch beim Atmen, das sich für die Umsitzenden schlimmer anhört, als es für die Betroffenen ist. Irgendwann stellen die Organe ihren Dienst ein, es kommt zu den letzten Atemzügen und der Herzschlag setzt aus. Zwanzig bis dreißig Sekunden später hören auch die Gehirnaktivitäten auf.

Exkurs Hirntod

Im Zuge der Möglichkeiten der Transplantationsmedizin und der dafür erforderlichen Organentnahme wurde 1997 von der Bundesärztekammer und dem Gesetzgeber festgelegt, dass der sogenannte Organspender definitiv tot sein muss und als Kriterium dafür gilt der Hirntod, definiert als „Zustand der irreversibel erloschenen Gesamtfunktion des Großhirns, des Kleinhirns und des Stammhirns." Die zur Feststellung dieses Zustands geforderten Tests können diesen Totalausfall aber nicht zwingend beweisen. Sie können nur den momentanen Ausfall des Gehirns nachweisen, nicht aber dessen dauerhaften Untergang. Keine Untersuchung kann allein und direkt den Tod auch nur einer Gruppe von Hirnzellen, geschweige denn den Tod sämtlicher Gehirnzellen beweisen. Nachprüfungen von Hirntod-Diagnosen durch kritische Neurologen haben viele Fehler und Ungereimtheiten aufgezeigt.

De facto lässt sich derzeit mit den medizinischen Möglichkeiten eine Schädigung des Stammhirns nachweisen (die meisten hormonellen Funktionen und Ausschüttungen, die zum Stammhirn gehören, sind aber bei sogenannten Hirntoten noch intakt oder nur leicht gestört), über das Großhirn ist eine Aussage nur äußerst eingeschränkt möglich, über das Kleinhirn ist gar keine möglich. Auch nach dem Eintreten des sogenannten Hirntodes sind noch mehr als 10 Reflexe des Körpers auslösbar, es kommt auch noch zu spontanen Bewegungen der Extremitäten. Der Schnitt des Chirurgen zur Entnahme von Organen löst auch bei künstlich „am Leben" Gehaltenen typische Schmerzreaktionen aus: Der Puls beschleunigt sich, der Blutdruck steigt und Stresshormone werden vermehrt ausgeschüttet. Hirntote zeigen Reaktionen, die Lebenszeichen sind. Claudia Wiesemann, Professorin für Medizinethik an der Universität Göppingen und Mitglied im Deutschen Ethikrat, kommt zu dem Schluss: „Vertreter des Hirntod-Konzeptes haben immer wieder betont, eine Schmerzausschaltung bei der Organentnahme sei nicht nötig. Angesichts der Probleme bei der Hirntod-Feststellung muss das beunruhigen. Angemessener wäre es, sich der Tatsache zu stellen, dass der Hirntod nur näherungsweise festgestellt werden kann und dass dies großer, selbstkritischer Expertise bedarf."[5]

Ich selbst habe in meiner Patientenverfügung und auch in einem Organspenderausweis festgelegt, dass ich keiner Organ-Entnahme

5 Claudia Wiesemann, Bei lebendigem Leib, in: Süddeutsche Zeitung, Magazin 05. Juni 2015

nach meinem Tod zustimme. Dies nicht einmal in erster Linie, weil die Todeskriterien so unsicher sind oder ich befürchten würde, von der Organentnahme noch etwas zu spüren, sondern vor allem deshalb, weil ich möchte, dass sich die Seele in Ruhe vom Körper lösen kann. (Darauf komme ich später noch einmal zu sprechen) Bei vielen Menschen, bei deren Sterben ich anwesend war oder unmittelbar darauf dazukommen konnte, habe ich es als großes Glück empfunden, dass wir in Ruhe dabeisitzen und auch nach dem offensichtlichen Tod den Körper ruhen lassen und die Seele mit unseren ausgesprochenen und gedachten Wünschen und mit Dank verabschieden konnten. Manchmal war noch längere Zeit die Anwesenheit der Seele zu spüren, andere Male war sie bald weg. In jedem Fall hätte das Anwerfen der Transplantationsmaschinerie das oben geschilderte Verlöschen und die Lösung der Seele aus Körper und Bindungen den Frieden dieses Augenblicks massivst gestört.

Exkurs Patientenverfügung

Wer sich also ein Sterben in Ruhe gönnen möchte, ohne dass die Apparatemedizin seinen Körper zum Weiterleben zwingen kann, der sollte den Ärzten und auch seinen Angehörigen Sicherheit für das Vorgehen im Ernstfall geben, indem er in Form einer Patientenverfügung seinen Willen eindeutig niederlegt – vor allem für den Fall, dass er sich selbst zu diesem Zeitpunkt nicht mehr äußern kann. Zwar gaben in einer Umfrage rund 65% der Befragten an, eine Patientenverfügung zu haben, aber meist handelt es sich dabei um Vorlagen, die im Ernstfall nicht wirksam werden, weil sie medizinisch nicht ausreichend differenzierte Aussagen treffen, den akuten Fall nicht beschreiben oder im entscheidenden Fall nicht zur Verfügung stehen. Neun von zehn Verfügungen zählen demnach nicht, wie die Universität Düsseldorf 2014 in einer Untersuchung feststellte!

Um rechtlich wirksam zu sein, muss eine Patientenverfügung in jedem Fall schriftlich vorliegen, ob handgeschrieben oder per Computer ist egal, Ihren Namen, ein Datum und Ihre Unterschrift enthalten und möglichst die unterschriebene Bestätigung eines Zeugen, dass Sie zum Zeitpunkt der Abfassung im Vollbesitz Ihrer geistigen Kräfte waren.

Ich empfehle darüber hinaus, den Verfügungen eine persönliche Erklärung voranzustellen, in der Sie Ihre Werte, Überzeugungen (was gehört für Sie zu einem menschenwürdigen Leben?) und Ihre Einstellung zu Tod und Sterben deutlich machen. In meiner Erklärung steht daher u.a., dass ich mich schon lange mit diesem Thema auseinandersetze, dazu auch veröffentlicht habe, seit vielen Jahren als Referent und Berater für Hospizbewegungen arbeite, mein Sterben grundsätzlich bejahe und mir trotzdem im Ernstfall ein Recht auf Krise vorbehalte, ohne dass dadurch meine grundsätzliche Bereitschaft, zu sterben, infrage gestellt wird. Eine solche Hintergrundinformation erleichtert den Ärzten die Einschätzung der dann folgenden Verfügungen.

Auch diese Verfügungen sollten möglichst persönlich formuliert werden und möglichst präzise beschreiben, was Sie im Fall eines Unfalls, eines Schlaganfalls, einer schweren Erkrankung oder des unmittelbar bevorstehenden Sterbens wollen und nicht wollen. Das ist am einfachsten, wenn es um den Fall einer ohnehin schon bekannten Vorerkrankung geht, und am schwierigsten, wenn Sie damit allen Eventualitäten vorbeugen wollen. Sie können sich aber auch gut an den vorhin in diesem Kapitel beschriebenen Haupttodesursachen orientieren. Ich empfehle Ihnen, diese Überlegungen gemeinsam mit einem kompetenten Arzt/Facharzt für Palliativmedizin anzustellen, um wirklich klare und verbindliche Regelungen zu treffen.

Weiterhin sollten Sie diese Verfügungen um eine Vorsorgevollmacht ergänzen. Eine solche Vorsorgevollmacht regelt, wer stellvertretend für Sie entscheiden darf, wenn Sie Ihren Willen nicht mehr äußern können und Ihre Verfügung nicht alle Eventualitäten berücksichtigen konnte.

Es sollte also um eine Person gehen, der Sie vertrauen und die Sie, Ihre Einstellungen und Überzeugungen gut kennt und Ihre Werte teilt, um Ihre Interessen und Ihren vermutlichen Willen vertreten zu können. Diese Vertrauensperson (Ehepartner, Kind, Freund, Verwandter) muss aber auch ihrerseits bereit sein und sich nicht überfordert fühlen, diese Verantwortung wahrzunehmen. Dazu sind offene Gespräche im Vorfeld der schriftlichen Festlegung notwendig.

Dann ist natürlich vor allem wichtig, dass diese Patienten-Verfügung im Ernstfall auch zur Verfügung steht. Da sie in der erforderlichen Präzision einen gewissen Umfang haben wird, werden Sie sie nicht ständig bei sich führen können. Dann aber sollten Sie in Ausweisnähe oder im Portemonnaie einen Hinweis geben, dass diese Verfügung existiert, wo sie hinterlegt ist und wer dazu Auskunft geben kann. Oder Sie hinterlegen Ihre Verfügung bei einer entsprechenden medizinischen Plattform im Internet, so dass Sie nur einen Code bei sich tragen, mit dessen Hilfe jeder Arzt rund um die Uhr über das Internet Ihre rechtsverbindliche Verfügung einsehen kann.[6]

Nun aber genug der organisatorischen Vorbereitung. Bewusst habe ich dieses Kapitel überschrieben „Wie der Körper sein Leben beendet", denn die Prozesse der Psyche und der Seele sind noch etwas anderes. Sie beinhalten Lernaufgaben, die weit in unser Leben hineinragen und deren Annahme und Bewältigung die beste Sterbevorbereitung ergeben.

6 z.B.: www.dipat.de

II.
Die Lernaufgaben des Sterbens

4. Abschiedliche Existenz

Den gesamten Sterbeprozess bestimmt eine Hauptaufgabe: das Loslassen! Je näher es auf das Sterben zugeht, desto klarer wird: Ob wir wollen oder nicht – wir müssen uns lösen. Zum Beispiel von Menschen, die uns nahestehen und ans Herz gewachsen sind, oder auch von Tieren, mit denen wir uns verbunden haben. Wir müssen uns lösen von Rollen, Verantwortung und Bedeutung, die wir gehabt haben; wir müssen uns lösen von Vorhaben und Plänen, die uns vielleicht noch wichtig sind; wir müssen uns lösen von Vorgängen und Angelegenheiten, die noch offen sind und nicht mehr zum Abschluss gebracht werden können; wir müssen uns lösen von Erwartungen und dem Versuch, zu kontrollieren, was nach unserem Ableben geschieht; wir müssen uns lösen von den Vorgängen in der Welt; wir müssen uns lösen vom materiellen Haben. Denn das letzte Hemd hat keine Taschen, wie der Volksmund bemerkt. Doch schon zuvor lässt das Kranken- oder Sterbebett unsere Welt schrumpfen auf wenige Quadratmeter. Draußen geht das Leben weiter, wir gehören nicht mehr dazu. Und das ist richtig so! Denn letztlich lässt sich die Aufgabe auf einen Nenner bringen: Wir müssen alle Anhaftung an dieses Leben aufgeben. Konkret gefragt: Brauchen wir dann im Sterbeprozess noch die vertraute Umgebung? Brauchen wir noch den Fernseher und all die Informationen darüber, was in der Familie, in der Nachbarschaft, in der Welt vor sich geht? Brauchen wir dann noch viel Besuch? Brauchen wir dann noch Animation? Ist es tatsächlich hilfreich, in diesen Zeiten all das aufzubieten, was uns mit unserem bisherigen Leben verbindet und uns damit an dieses Leben bindet? Warum tun wir uns so schwer mit dem Loslassen?

Ich glaube, das liegt unter anderem daran, dass unser Leben gleich mit zwei schwerwiegenden Trennungserlebnissen beginnt. Das erste ist unsere Geburt, denn erst mit der Trennung aus dem Mutterleib und der bis dahin erlebten symbiotischen Versorgung beginnt unser eigentliches Dasein in dieser Welt. Der tschechische Psychiater Stanislav Grof kam durch viele Experimente zu dem Schluss, dass sich diese Geburtserfahrung tief in unser Unbewusstes eingräbt und als Matrize sozusagen unser Erleben von Krisen und damit letztlich auch unser Sterben prägt.[7] Vom Einsetzen der Geburtswehen (ein Strudel nicht mehr zu beherrschender Kräfte, die einen zu verschlingen und zu vernichten drohen) über den anschließenden Weg durch den Geburtskanal (ein regelrechter Kampf ums Überleben, wenn auch mit der Aussicht auf ein gutes Ende) bis zum Ausstoß durch den Muttermund (ein erlösender Durchbruch) wird die Geburtserfahrung für ihn zum Grundmuster für alle anstehenden Trennungen und Umbrüche. Geraten wir nun in Situationen, in denen wir uns von Vertrautem, das Sicherheit und Geborgenheit bedeutet, lösen müssen, dann werden diese Grunderlebnisse wieder aktiviert. Dann erleben wir möglicherweise erneut eine ausweglose Bedrängnis, die uns zu vernichten scheint. Der Strudel der Gefühle lässt uns ums Überleben kämpfen. Aber nach einer überstandenen Krise fühlen wir uns dann wie „neugeboren" und haben mitunter Erkenntnisse und Perspektiven gewonnen, die vorher nicht in Betracht kamen.

Der Geburt folgt bald ein weiteres Trennungserlebnis, mit dem unsere psychische Eigenexistenz beginnt: die Auflösung der ursprünglichen Mutter-Kind-Einheit gegen Ende des ersten Lebensjahres. Denn bis dahin erleben wir uns und die Mutter als eine Einheit so wie vor

7 Stanislav Grof, Das Abenteuer der Selbstentdeckung, München 1987

der Geburt. Erst allmählich lernen wir, zwischen Ich und Nicht-Ich zu unterscheiden. Damit ist die Voraussetzung für die Entwicklung einer eigenständigen Persönlichkeit gegeben, losgelöst und unabhängig von der Mutter. Doch bedeutet dieses Bewusstwerden des Unterschiedenseins gleichzeitig einen Verlust an Vertrautheit und Geborgenheit. Waren unsere Erfahrungen bis dahin positiv und stabilisierend, können wir uns aus der ursprünglichen Einheit lösen in der Gewissheit, auch als eigenständige Wesen leben zu können und das zu bekommen, was wir zum Leben brauchen. Dann werden wir diese Trennung als Chance erleben, als Voraussetzung, den Lebensraum und die Gestaltungsmöglichkeiten zu erweitern, an Unabhängigkeit und Selbständigkeit zu gewinnen. Waren dagegen die Erfahrungen bis dahin eher ängstigend und verunsichernd, dann werden wir diese Trennung als „Hinauswurf aus dem Paradies" erleben, als Zumutung und Vereinsamung.

So entscheiden diese beiden grundlegenden Trennungserfahrungen über unser künftiges Lebensgefühl. Denn sie entscheiden nicht nur darüber, wie wir in Zukunft Trennungen erleben und Krisen durchleben, sie geben vielmehr unserem Leben ein grundsätzliches Vorzeichen, durch das wir es entweder als eine Folge von Chancen begreifen oder aber als eine Folge von Zumutungen erleben. In jedem Fall lässt es sich weiterhin als eine Folge von Abschieden beschreiben: Wir nehmen Abschied vom Mutterleib, Abschied von der Mutterbrust, Abschied von daheim und über viele weitere Abschiede irgendwann wieder Abschied von zuhause, Abschied von den Lieben, Abschied vom Leben und schließlich Abschied von unserem Körper.

Komplementär zu diesen Trennungserfahrungen stellt sich uns die Aufgabe, Verbindung herzustellen und einzugehen. Denn wir müssen uns auf dieses Leben und seine Erfahrungen einlassen und die gerade erlebte Trennung durch Herstellung und Gestaltung von Kontakt überwinden. Unser Leben ist daher auch ein Prozess zunehmender Aneignung: Wir erobern uns die Welt, machen etwas aus unserem

Leben, verbinden uns mit Menschen, Orten und Rollen und erwerben Wissen, Können, Status und Besitz. Und dann kommen wieder Veränderungen auf uns zu – entweder, weil wir sie suchen und wollen, oder weil Entwicklungen unabhängig von uns uns dazu zwingen. Dann können oder müssen wir – je nach unserer Bewertung – Angeeignetes und Erworbenes wieder hergeben und uns aus Bindungen wieder lösen, um uns bald darauf wieder Neues anzueignen und wieder neu in Beziehung zu treten.

Jeder Lebensabschnitt und Wachstumsschritt verlangt also von uns Abschiede und Trennungen. Oftmals müssen wir Schlussstriche unter die Vergangenheit ziehen, einer Angelegenheit endgültig den Rücken kehren und zu neuen Ufern aufbrechen. Immer wieder muss etwas Altes, Vertrautes und Bekanntes sterben, damit etwas Neues werden kann. Wo das Alte um jeden Preis erhalten werden soll, gibt es Stillstand. Das ist ja gerade das paradoxe Kennzeichen jeder neurotischen Entwicklung, dass sie dieses „Sterben" vermeiden will und gerade dadurch den Tod mitten im Leben bewirkt. Denn das „Leben wird nicht weniger vergänglich, wenn wir uns nicht auf es einlassen, es wird bloß weniger intensiv."[8] Der Tod ragt immer ins Leben hinein. In Gestalt der vielen Veränderungen, der kleinen und großen Abschiede von Menschen und Umgebungen, von Vertrautem und Liebgewordenem, von Aspekten unserer Persönlichkeit, von Idealen und Zielen, von Lebensentwürfen und Lebenswichtigkeiten ist er schon mitten im Leben gegenwärtig. Immer wieder ändert sich das Leben. Immer wieder müssen wir Vertrautes verlassen und uns der Veränderung stellen. Aber über die meisten Abschiede schwindeln wir uns hinweg, um die damit verbundenen Gefühle zu vermeiden.

Dabei ist ein bewusstes Beenden und Abschiednehmen nicht nur eine wichtige Hilfe, die uns einen Wechsel erleichtert, sondern dar-

---

8 Verena Kast, Die abschiedliche Existenz, in: Peter-Michael Pflüger (Hrsg.), Trennung und Abschied – Chance zu neuem Leben, Fellbach 1984, S.70

über hinaus eine hervorragende Einübung in das Sterben. Denn in einem bewussten Abschied sind wir Gestalter unseres Lebens und nicht Opfer von Lebensumständen. In einem bewussten Abschied sind wir uns unserer Gefühle gewahr. Das kann zum Beispiel Trauer sein. Trennungen sind Trauerprozesse, ob wir uns nun von Menschen, Dingen, Situationen, Zielen oder Überzeugungen trennen müssen. Zum Abschied können aber auch Dankbarkeit und Wehmut gehören, weil mir klar wird, wie wichtig und schön das Abzuschließende für mich war, welche Erfahrungen und Geschenke ich ihm verdanke. Der Abschied kann auch von Erleichterung geprägt sein, als ob eine Last abfällt, weil wir froh sind, etwas hinter uns lassen zu können. Zum Abschied können ebenso Sorgen und Ängste gehören, weil wir nicht wissen, wie es weitergehen kann und wird, aber auch Neugier und Zuversicht, weil wir uns auf etwas Neues freuen.

Je bewusster uns unsere Emotionen und Bewertungen sind, desto bewusster können wir sie durchleben und damit die mit der Trennung verbundenen Emotionen ebenfalls loslassen. Denn gerade unsere Emotionen gehören zum Instabilsten in unserem Leben, weil sie einem ständigen Wechsel unterworfen sind. Eben noch wohlgestimmt, im nächsten Augenblick verärgert, dann wieder zuversichtlich und ebenso schnell enttäuscht, dann erfreut und dann besorgt – so geht es endlos weiter. Solange wir uns mit unseren Emotionen identifizieren und uns darin verstricken lassen, sind wir einem Korken ähnlich, der von den Wellen des Meeres hin- und hergeworfen wird. Andererseits können wir uns dessen aber auch bewusst sein, den ständigen Wechsel wahrnehmen und beobachten. Umso wichtiger, dass wir mit diesem Teil in uns in Kontakt kommen und bleiben, der das alles über die Zeiten hinweg wahrnimmt und beobachtet, es einfach registriert, ohne es zu bewerten. Denn er bedeutet Stabilität sowie eine gesunde Distanz zum Geschehen. Die Zen-Meditation nennt ihn den „Beobachter am Ufer", der dem Spiel der Wellen zuschaut, ohne zu deren Spielball zu werden. Er nimmt das Kommen und Gehen wahr und verhilft uns damit zu einem Einverständnis mit der Wirklichkeit von Werden und Vergehen, den natürlichen Zyklen des Lebens, zu denen auch das Sterben gehört. Unsere Kultur ist eher von einem linearen und expansiven Leitbild geprägt, der Idee, dass immer mehr und immer Besseres kommen muss. Jede Rückbildung, jedes Abebben wirkt da wie ein Scheitern, eine Bedrohung des Erreichten. Damit macht sie es uns schwer, zu diesem Einverständnis zu kommen.

Übungssituationen für das Abschiednehmen und Loslassen bietet uns das Leben genug. Das beginnt mit so markanten Situationen wie dem Abschluss der Schule, dem Auszug aus dem Elternhaus, dem Abschluss von Ausbildung oder Studium, dem Wechsel einer Arbeitsstelle, eines beruflichen Einsatzes, dem Beenden der Berufstätigkeit oder dem Wechsel eines Wohnortes. Und es setzt sich fort in den vielen „kleinen Toden" des Alltags, den Verlusten materieller Güter oder dem Verlust von Leistungsfähigkeit, dem Beenden von liebgewordenen Gewohnheiten oder von Beziehungen und Freundschaften, die sich erledigt haben, dem Abschied von Rollen und Aufgaben, ja selbst in der Entsorgung von angesammeltem Kram, den wir schon längst nicht mehr brauchen. In der Wirtschaft gibt es die 80-20-Regel, die besagt, dass ein Unternehmen beispielsweise mit 20% seiner Produkte 80% des Umsatzes macht und deshalb die Produktpallette von unrentablen Produkten bereinigen kann. Diese Regel lässt sich auch im Alltag anwenden: Von allen Kleidungstücken im Schrank tragen Sie 20% regelmäßig, den Rest nur selten; und von allen Gewürzen im Regal verwenden Sie 20% regelmäßig, andere nur „einmal im Schaltjahr." Wie wäre es, statt in Vorsorge und Anhäufung zu investieren, sich im Loslassen zu üben und regelmäßig aufzuräumen, auszumisten und wegzugeben?

Im therapeutischen Kontext verwende ich zum Thema Abschied und Loslassen gerne folgende Übung. Zwei Partner stehen sich gegenüber. Der eine verkörpert die Person, die Situation, den Wert, den es loszulassen gilt. Die/der andere legt ihre/seine Hände in die des Partners und spürt so verbunden noch einmal nach, was ihr/ihm diese Beziehung bedeutet und gegeben hat. Dann entscheidet sie/er sich ganz bewusst für einen Zeitpunkt, die Hände loszulassen, und spürt dann wieder, was das in Körper und Gemüt auslöst. In der nächsten Phase geht es darum, sich bewusst abzuwenden und wieder nachzuspüren, um dann in der letzten Phase bewusst wegzugehen.

Das Durcharbeiten unserer Abschiede ermöglicht uns, Beziehungen und Bezug neu zu bestimmen, aufzugeben, was tot ist, und anzunehmen, was lebendig ist, um uns auf die neue Lage einzulassen. Im Abschluss wird die Trennung endgültig und damit zum Boden für Neues. Doch Endgültiges fürchten wir, weil wir darin wiederum dem Tod begegnen. Wir geben uns lieber der Illusion hin, wir könnten Vergangenes und Verlorenes in unserem Leben halten, indem wir uns weigern, die emotionale Beziehung zu verändern. So schleppen wir einen Ballast an Unabgeschlossenem mit uns herum, der uns an die Vergangenheit bindet und Zukunft verhindert. Selbstredend, dass unsere gewohnte Weise, Abschlüsse zu verweigern oder zu vollziehen, auch bestimmt, wie wir mit den letzten Trennungen in unserem Leben umgehen.

Der langsame Tod lässt sich nämlich ebenfalls als eine Folge von Trennungen und Abschieden beschreiben. Meist beginnt es mit dem krankheitsbedingten Abschied vom gewohnten Lebensvollzug. Krankheiten erfordern oft große Umstellungen im Tagesablauf wie in der Lebensführung. Der Abschied von körperlichen Fähigkeiten und der Selbstverständlichkeit vieler körperlicher Funktionen ist ein anderer Aspekt. Bisher konnten Sie alleine verreisen, Ihre Finanzen regeln, einkaufen, kochen, waschen und putzen. Sie konnten Treppen steigen, alleine duschen, sich ankleiden, selbständig aus Stuhl und Bett aufstehen, auf die Toilette gehen und Ihre Ausscheidungen kontrollieren. Eins nach dem anderen oder auch mehreres zugleich fallen nun aus. Hinzu kommt eine zunehmende Einschränkung des persönlichen Handlungsspielraumes. Wer bettlägerig ist, kann Besuch nur noch empfangen, aber nicht mehr selbst Besuche machen. Krankenhausaufenthalte, der Wechsel in ein Alten- oder Pflegeheim oder in den Haushalt der Kinder erfordern den Abschied von der vertrauten Umgebung, meist auch von vertrauten Bezugspersonen. Es ist eine durchaus normale Entwicklung, dass mit der Länge der Krankheit die Zahl der sozialen Kontakte abnimmt. Anfangs kann man sich vor Besuch nicht retten, nachher sind es nur noch wenige, die aus- und durchhalten. Die Welt des Kranken wird immer kleiner. Anfangs bleibt noch der Versuch, am Leben „draußen" teilzuhaben, aber mit der Zeit wird das immer schwieriger, wird die Trennung durch das eingeschränkte eigene Erleben und den mangelhaften Kontakt und Informationsfluss von draußen immer deutlicher. Die Gesunden, die im normalen Arbeits- und Lebensprozess stehen, werden von anderen Themen in Beschlag genommen als die Kranken. Die Kranken haben oft nichts mehr zu erzählen. Das sind lauter Abschiede und Verluste, die geleistet und verkraftet werden müssen, wobei es gerade in diesem Zusammenhang vielen schwerfällt, den Abschieden etwas Positives abzugewinnen, da sie nicht so sehr Platz machen für Neues, sondern mehr und mehr Rückbildung, Einschränkung und Zurückgeworfensein auf sich selbst bedeuten. Und doch schaffen auch diese Abschiede Platz. Nur nicht mehr für Neues vom Gewohnten, sondern sie wirken eher wie ein Ballastabwerfen, damit wir frei werden für uns selbst und das, was nun ansteht: das Sterben.

Die Aufgabe wird dadurch verschärft, dass diese Abschiede meist nicht nach und nach zu bewältigen sind, sondern dass derjenige, der sich mit seinem Tod konfrontiert sieht, gleichzeitig vor all diesen Abschieden steht und es deshalb zu antizipatorischer Trauer kommt. „Antizipatorische Trauer ist Trauer *vor* dem Eintritt des betrauerten Ereignisses. Die Angehörigen empfinden Trauer in Erwartung des Sterbens. Aber sie verlieren ‚nur' ihn, den sterbenden Menschen. Der Sterbende aber verliert alles – seine Vergangenheit, seine Gegenwart, seine Zukunft, seinen Körper, alle Menschen, alle Funktionen, die er je bekleidet hat, alle Fähigkeit. Deshalb kann antizipatorische Trauer, dieser Kummer, sich von allem gleichzeitig trennen zu müssen, unbewältigbar sein."[9] Denn in dieser Phase geht es um nicht mehr und nicht weniger als darum, alles, eben sein ganzes Leben abzuschließen und zu beenden. Wohl dem, der bewusst darauf zugehen kann, weil er sich schon in seinem Leben im Loslassen geübt hat.

Die beste Vorbereitung auf das Sterben ist daher, sein ganzes Leben „abschiedlich" zu leben. In der buddhistischen und gnostischen Lehre spielt das Thema der „Anhaftung" eine zentrale Rolle. Die Anhaftung, das Haben- und Haltenwollen und die starke emotionale Bindung an Vergängliches gelten als die eigentliche Ursache aller Leiden. Dem zugrunde liegt die Erkenntnis, dass schlichtweg alles vergänglich ist, jeder Gegenstand, jedes Lebewesen, aber auch jede Situation, jeder Zustand. Solange wir etwas Geliebtes besitzen, sind wir glücklich. Doch in jedem Besitz ist bereits die Möglichkeit, ja die Gewissheit enthalten, dass wir ihn irgendwann verlieren oder auf andere Weise aufgeben müssen. Ein Gegenstand, an dem wir hängen, geht uns verloren oder kaputt. Ein Mensch, den wir lieben, stirbt oder verlässt uns. Auch kennen wir vermutlich alle die Erfahrung, dass wir ein beglückendes Ereignis, beispielsweise den Besuch eines schönen Ortes oder eine angenehme Situation, wiederholen wollten. Aber im Endeffekt waren wir enttäuscht, weil es nicht mehr die gleiche Qualität hatte wie das erste Mal. Alles ist vergänglich, es kommt und es geht wieder. Es gibt kein anderes Mittel gegen das Anhaften, als das Loslassen ständig zu üben und so zu einem Einverständnis mit diesem Grundgesetz des Lebens zu finden.

Das Üben des Loslassens sollte beginnen, wenn die Objekte des Anhaftens, die Gegenstände, Umstände oder Menschen noch bei uns sind. Denn auf diese Weise sollten und können wir lernen, uns an

9 Ina Spiegel-Rösing in: Ina Spiegel-Rösing/Hilarion Petzold (Hrsg.), Die Begleitung Sterbender, Theorie und Praxis der Thanatotherapie, Paderborn 1984, S.150

ihnen zu erfreuen, ohne an ihnen zu hängen und ihren Verlust fürchten zu müssen. Das bedeutet nicht, dass wir am besten zu allem Distanz halten und unverbindlich, eben ohne Bindung an jemanden oder etwas leben, damit uns keine Trennung schmerzen kann. Es bedeutet vielmehr, dass wir die Gegenwart leben und dass wir in Bindung und Trennung die polare Wirklichkeit unseres Lebens erkennen und bejahen lernen. Alles, was wir haben, ist nur zeitweise „Leihgabe". „Haben, als hätte man nicht" empfiehlt darum der Apostel Paulus in seinem Brief an die Gemeinde in Korinth als sinnvolle Grundhaltung: „Denn ich mache euch darauf aufmerksam: die Tage dieser Welt sind gezählt. Darum gilt für die Zeit, die uns noch bleibt: ... Wer traurig ist, lasse sich nicht von seiner Trauer gefangen nehmen, und wer fröhlich ist, nicht von seiner Freude. Kauft ein, als ob ihr das Gekaufte nicht behalten würdet, und geht so mit der Welt um, dass ihr nicht darin aufgeht. Denn die gegenwärtige Welt wird nicht mehr lange bestehen. Ich will, dass ihr frei von Sorge seid." (1 Kor 7,29-32)

In den mittelalterlichen Ars-moriendi-Büchern wird diese Lernaufgabe des Loslassens ebenfalls dargestellt. Als Bild der Versuchung sieht man Höllengestalten, die den Sterbenden an seine Güter erinnern. Sie führen ihm all das vor Augen, was ihm auf Erden wichtig und wert war: sein großes Haus, den gut gefüllten Weinkeller, Stallungen, in die ein Knecht ein edles Pferd zurückführt. Im Hintergrund dazu Familienangehörige, Verwandte und Freunde mit sorgenvoller Miene. Auf zwei Spruchbändern, die die Teufel halten, steht: „Du hast noch Vorkehrungen für deine Vertrauten zu treffen!" und „Richte deine Aufmerksamkeit auf deine Schätze!" In der anderen Bildhälfte sind zur Auflösung der Versuchung zwei Engel zur Stelle. Der eine spricht zum Sterbenden: „Sei nicht habgierig!", der andere schirmt am Fußende des Bettes mit einem Tuch den Blick auf die Verwandten ab. Auf einem Spruchband steht dazu: „Richte deine Aufmerksamkeit nicht länger auf deine Vertrauten!" Gott wird sie schon in Obhut nehmen. Stattdessen wird der Blick auf den Gekreuzigten und seine traurige Mutter gerichtet – auch Christus hat am Kreuz Abschied nehmen müssen. Orientiere dich an ihm: eine prägnante Zusammenfassung der Lernaufgabe in Bildern.

5. *Bewahrung der Würde*

„Die Würde des Menschen ist unantastbar", lautet der Artikel 1 des deutschen Grundgesetzes. Doch die Erfahrung lehrt, dass dies eher eine Wunschformulierung ist, denn in der Realität ist die Würde eines Menschen auf vielfältige Weise antast- und verletzbar. Eine der Hauptängste im Zusammenhang mit Alter, Krankheit und Sterben ist daher die Angst vor dem Verlust der Würde. Wer je Einblick in Krankenhäuser und Altenheime und auch in Situationen häuslicher Krankenpflege hatte, kann die Angst vor dem Verlust der Würde nicht als unbegründet von der Hand weisen. Ich denke da nicht nur an extreme Verhältnisse und Verhaltensweisen wie das Liegen auf dem Gang, allen neugierigen Blicken preisgegeben, das Fesseln Verwirrter oder die Aufforderung, einzunässen und einzukoten, weil das im Pflegenotstand immer noch besser zu bewältigen sei, als jeden zur Toilette zu führen. Ich denke auch an routinierte Abläufe, an mangelnde Zeit und Einfühlung, an fehlende Selbstbestimmungsmöglichkeiten, die einen schnell zum Objekt von Leistungen machen und die Würde antasten. Ich denke ebenfalls an ganz normale Prozesse des Alterns, Krankseins und Sterbens, die einen persönlich an der eigenen Würde zweifeln lassen.

Mit dem Begriff „Würde" verbinden wir die Vorstellung einer Haltung (körperlich wie seelisch), die Grenzen markiert, die Achtung und Respekt bewirkt, das Gefühl von Selbstwert und Selbstachtung ermöglicht und in der Selbstbestimmung einen wichtigen Ausdruck findet. Damit korrespondierend ist die Angst, sich klein und schwach oder lächerlich zu präsentieren und dadurch an Achtung zu verlieren. Genau diese Gefahr aber bewirkt jeder Abbau- und Krankheitsprozess, da er einerseits die Kontrollfähigkeiten verringert und andererseits das Angewiesensein vergrößert.

Alleine schon das spürbare Nachlassen der Kräfte, das Welken der Haut, Einschränkungen der Beweglichkeit, Verminderung der Hör-, Seh- oder Gedächtnisfunktionen bedeuten für viele Menschen eine erschreckende und bedrohliche Entwicklung, da sie Leben mit ständiger Expansion gleichsetzen und ihre Sicherheit in hohem Maße aus dem beziehen, was sie machen und leisten können, also auch aus einer selbstverständlichen, zuverlässigen Verfügbarkeit des Körpers. In einer so leistungsorientierten Gesellschaft wie der unsrigen ist eingeschränkte Leistungsfähigkeit sofort mit Angst vor dem Verlust der sozialen Anerkennung verbunden. Etwas nicht mehr zu können, nicht mehr mithalten und Anforderungen nicht mehr entsprechen zu können, wirkt wie ein Versagen, dem als Strafe die Ausgrenzung folgen wird – die Ausgrenzung aus der Berufstätigkeit, aus sozialen Kontakten, aus dem Kreis der anerkannten und attraktiven Menschen. Der Verlust der Kontrolle über Blase und Darm ist daher nicht nur unangenehm, wenn und weil Sauberkeit für uns eine große Rolle spielt, sondern weil von dem Erlernen dieser Fähigkeit in unserer Kindheit Anerkennung und Zuwendung abhingen. Mit dem Nachlassen dieser Fähigkeit wird erneut die Angst vor dem Verlust der Anerkennung mobilisiert. Außerdem erschüttert der Verlust der Kontrolle unsere Sicherheit, die wir in hohem Maße aus der Fähigkeit beziehen, uns und unsere Situationen zu beherrschen.

Auch auf andere angewiesen zu sein, um etwas bitten oder gar betteln zu müssen, bedeutet eine Bedrohung der persönlichen Würde, denn unsere Erfahrungen mit Abhängigkeit waren und sind oft verletzend. In den ersten Lebensjahren waren wir alle extrem abhängig, denn der Mensch ist biologisch gesehen eine Frühgeburt – er kommt wesentlich unfertiger auf die Welt als andere Säugetiere und ist deshalb noch lange auf ein soziales Nest, auf Einfühlung, Versorgung und Unterstützung angewiesen. Kein Wunder, dass jeder Zuwachs an Selbstständigkeit und Selbstbestimmung unser Selbstwertgefühl hebt und jede Einschränkung der Unabhängigkeit dieses Gefühl und damit unsere erlebte Würde gefährdet.

Alle Fragen, die sich um die Grundlagen der Würde drehen, stellen sich nicht erst im Sterbeprozess, aber der langsame multimorbide Sterbeprozess stellt sie mit letzter Dringlichkeit. Können wir unsere Würde bewahren, auch wenn die Demenz uns den Verstand raubt und wieder zu Kindern macht – zu liebenswürdigen oder garstigen? Können wir unsere Würde bewahren, auch wenn wir zahnlos und sabbernd im Bett liegen? Können wir unsere Würde bewahren, auch wenn wir eingenässt und eingekotet auf Hilfe warten? Können wir unsere Würde bewahren, auch wenn Routinen, Abläufe und Gedankenlosigkeit unseren Anspruch auf Selbstbestimmung und Intimität missachten? Ja und nochmals ja! Wo die gewünschte Achtung von außen in der Gestaltung der Beziehung und der Umgebung verweigert wird, beginnen entwürdigende Verhältnisse. Das stimmt! Das Problem aber besteht darin, dass ich Faktoren, die außerhalb meiner selbst liegen, in diesem Fall die Art und Weise, in der Pflegende, Ärzteschaft und Angehörige mit mir umgehen, nicht im Griff habe. Ich kann nie mit Sicherheit ausschließen, in Situationen zu geraten, die ich selbst oder andere unter normalen Umständen als entwürdigend bezeichnen würden. Aber ich kann meine Selbstachtung bewahren und dadurch auch nach außen würdevoll wirken.

Der Wiener Psychologe Viktor Frankl, der seine Gefangenschaft im KZ überlebt hat, resümiert: „… dass man dem Menschen im Konzentrationslager alles nehmen kann, nur nicht die letzte Freiheit, sich zu den gegebenen Verhältnissen so oder so einzustellen. … Grundsätzlich also kann jeder Mensch, und auch noch unter solchen Umständen, irgendwie entscheiden, was – geistig gesehen – im Lager aus ihm wird: ein typischer ‚KZler' – oder ein Mensch, der auch hier noch Mensch bleibt und die Menschenwürde bewahrt."[10] Das gilt dann erst recht für die Um- und Zustände in der Pflege. Denn das Gefühl der persönlichen Würde ist demnach nicht abhängig von den Umständen, nicht abhängig vom Verhalten der Anderen, auch nicht gebunden an die volle Funktionsfähigkeit von Körper und Geist sowie an Unabhängigkeit und Kontrolle. Würde ist vor allem eine Frage der Selbstachtung!

Ein Beispiel dafür sind für mich auch die Passionsgeschichten der Bibel, die uns in der Figur des Jesus einerseits einen geschundenen, in allen Belangen eines würdevollen Umgangs missachteten Menschen vor Augen führen, der andererseits aber nichts von seiner Souveränität verliert. Ein zeitgenössisches Beispiel ist der südafrikanische Freiheitsheld Nelson Mandela. Selbst 27 Jahre Gefängnis und alle damit verbundenen Widrigkeiten hatten ihn nicht brechen können. Sein langjähriger Gefängniswärter war tief beeindruckt von dieser kraftvollen Persönlichkeit, die keinen Anflug von Zorn, Rache oder Unversöhnlichkeit zeigte. Seelenruhe ist vielleicht ein treffender Ausdruck für das, was solche Menschen auszeichnet. Voraussetzung dafür aber ist, dass ich bei mir bin und dass ich mich jederzeit mit meinem inneren Beobachter verbinden kann, anstatt im Strudel der Bewertungen und Emotionen unterzugehen, dass ich mich also gesammelt habe, wie es im folgenden Kapitel beschrieben werden wird. Das aber muss ich üben und das kann ich üben, mein Leben lang. Unter der Voraussetzung von Selbstwahrnehmung und Selbstreflexion kann ich ebenso üben, mich zu achten, auch wenn ich Schwächen, Macken und Fehler habe und dem Anspruch der Perfektion nie genügen kann.

Dazu ist es außerdem notwendig, sich mit der eigenen Dürftigkeit, Bedürftigkeit und sogar Lächerlichkeit zu versöhnen. Letztlich geht es hier nicht mehr nur um die Bewältigung psychischer Probleme, sondern um eine existentielle Aufgabe: die Versöhnung mit unserer

---

10 Viktor Frankl, Trotzdem Ja zum Leben sagen; München 1978, S. 108f

„Kehrseite", mit einer Grundbefindlichkeit unseres Daseins. Sigmund Freud hat sie ziemlich drastisch dahingehend formuliert, dass selbst auf dem höchsten Thron der Mensch (ob Papst, König oder Konzernlenker) über einem Haufen dampfender Exkremente sitze. Wir sind als Menschen großartige Wesen, zu überragenden Leistungen im Denken und Handeln, in Technik und Kultur, in Einfühlung und Selbstlosigkeit fähig. Aber es bedarf oft nur einer Winzigkeit, um uns von diesem herrlichen Wesen jenseits aller Rollen und Titel zu einer anfälligen, verwundbaren und verweslichen Masse aus Fleisch, Blut und Knochen zu machen. Beide Seiten machen unser Menschsein aus, auch wenn die eine so erschreckend ist, dass wir sie nicht gerne wahrhaben mögen. Doch Multimorbidität und das Sterben bringen sie uns nachhaltig in Erinnerung. Die jüdische Bibel sagt, dass wir Wesen doppelter Herkunft seien: einerseits aus dem Lebensatem Gottes stammend, andererseits aus dem Dreck der Erde gemacht. Wenn wir aber zur ersten Dimension keinen richtigen Zugang gefunden haben, bringt uns das Sterben der anderen Dimension beinhart nahe. Würde ist also auch eine Frage unseres grundlegenden Selbstverständnisses.

6. *Sammlung und Introversion*

Unsere Gesellschaft ist überwiegend eine extrovertierte Gesellschaft, die die offene Zuwendung zur Welt und den Kontakt zu vielen Menschen voraussetzt. Wir belohnen Menschen, die gut reden können, sich gut selbst vermarkten, aus sich herausgehen, uns an ihrem Leben teilhaben lassen, aktiv sind und einfach gute Laune verbreiten. Auf einen introvertierten Menschen kommen drei Extrovertierte. Carl Gustav Jung, einer der Urväter der Psychotherapie, hat die Begriffe „Extraversion" und „Introversion" als Beschreibung von unterschiedlichen Wesensarten der Interaktion mit der Umwelt in die Persönlichkeitspsychologie eingeführt. Extrovertierte Menschen wenden sich vor allem der Außenwelt zu. Sie beziehen auch ihre Energie von außen durch anregende Erlebnisse und den Kontakt mit Menschen. Sie tun sich leicht, in Kontakt zu gehen, sind gesellig und handeln rasch, jeder Kontakt lädt ihre Batterien auf. Introvertierte Menschen sind dagegen stiller, jeder Kontakt verbraucht Energie. Sie gewinnen ihre Energie aus dem Rückzug und dem Nachdenken, aus der Innenwelt der Ideen und Bedeutungen. Sie haben meist nur wenige Freunde und brauchen Zeit für sich, zum Nachdenken und Zeit, um zu entscheiden. Bei diesen Eigenschaften handelt es sich um Grundzüge des Charakters, die bereits mit der Geburt festliegen. Durch Erziehung und Lebensumstände können diese Eigenschaften allenfalls modifiziert, d.h. verstärkt oder gemildert werden.

C.G.Jung sah darin aber nicht nur Charaktereigenschaften, sondern auch Qualitäten von Lebensaltern. Für ihn war es selbstverständlich nachvollziehbar, dass wir uns in der ersten Lebenshälfte vor allem um die Eroberung, Gestaltung und Bewältigung der äußeren Welt bemühen. Wir lernen und bauen unsere berufliche Karriere auf. Wir gründen eine Familie und gestalten unsere private Welt. Wir bauen vielleicht ein Haus und schaffen uns dieses und jenes an. Und dann kommt jener Punkt, den wir heute „Midlifecrisis" nennen – eine Unzufriedenheit, die nicht auf mangelndes Haben, sondern auf mangelndes Sein, auf vernachlässigte Aufgaben aufmerksam macht: die Aneignung und Gestaltung unserer Innenwelt. Darin sah er dann die Aufgabe der zweiten Lebenshälfte.

In der Sammlung der Brüder Grimm gibt es zu diesem Thema ein ganz wunderbares Märchen mit dem Titel „Der goldene Vogel."[11] In der Eingangsszene wird ein König geschildert, der in seinem Lustgarten einen Baum besitzt, der goldene Äpfel trägt. Als er diese ernten will, fehlt ihm Morgen für Morgen ein Apfel. Wachen, die sich auf die Lauer legen, beobachten einen goldenen Vogel, der jedes Mal um Mitternacht in den Garten kommt und einen Apfel pickt. Der Vogel kann ihnen entkommen, aber eine seiner Federn fällt ihnen in die Hände. Mit einem Blick erkennt der König, dass diese eine Feder mehr wert ist als sein gesamtes Königreich. Außerhalb seines Königreiches, außerhalb der von ihm eroberten und beherrschten Welt gibt es also offenbar noch eine andere Welt von viel größerem Wert. So schickt er seine Söhne aus, ihm diesen Vogel zu besorgen.

In diesem Märchen ist es wie in anderen auch so, dass der Vater (das bewusste Ich) nur den beiden älteren Söhnen (der Vernunft und der Tatkraft) die Lösung des Problems zutraut. Der jüngste Sohn (der Symbolik nach der Repräsentant von Innenwelt, Gefühl und Entwicklungsbereitschaft) gilt dagegen als „Dummling". Er ist aber schließ-

11 Brüder Grimm, Kinder- und Hausmärchen, Nr.57, München 1984

lich derjenige, der die Aufgabe lösen kann, während die beiden älteren Brüder versagen. In diesem Bild drückt sich eine tiefe und bedeutsame Erfahrung aus. Wenn es um den Aufbau und die Gestaltung unseres Lebens geht, um die Bewältigung von Aufgaben und Problemen und damit auch um unser Glück, dann setzen wir vor allem auf Extraversion und die Kräfte von Vernunft und Tatkraft. Wir wollen aktiv dem Leben unseren Stempel aufdrücken. Alles ist eine Frage des Wollens und jeder ist selbst seines Glückes Schmied – so lautet jedenfalls die gängige und in vielen Motivationsseminaren vertretene Meinung. Auf diese Weise können wir uns unser Königreich erschaffen: Macht und Einfluss, Bedeutung und Besitz und einfach gut in der Welt da draußen stehen. Aber es fehlt uns so der Zugang zu einem auf Dauer noch wesentlicheren Bereich unserer selbst.

Im Märchen führt die jetzt beginnende Suchwanderung den jüngsten Sohn geradewegs in den Wald – so fremd, dunkel, unkultiviert, beängstigend, aber auch voller unbekanntem Leben kann die eigene Innenwelt wirken, in der sich der Protagonist nun zurechtfinden muss. Ein sprechender Fuchs (die Stimme des existentiellen Gewissens, dem es um Selbstwerdung und Integrität geht[12]) wird ihm zum Helfer. Auf dem Hinweg in die Tiefe dieser „Anderswelt“ muss der Held zunächst seine Bewertungsmaßstäbe, seine Vernunft neu justieren. Das beginnt bereits mit der Bereitschaft, auf so etwas „Unvernünftiges“ wie ein sprechendes Tier, z.B. auf die Sprache der Träume, auf Gefühle und intuitive Einfälle, zu hören. Und es geht weiter mit der Korrektur gewohnter Bewertungen. Er soll eben nicht in das hellerleuchtete Wirtshaus mit der ausgelassenen Stimmung gehen, seinem Pferd keinen goldenen Sattel auflegen und den goldenen Vogel nicht in einem goldenen Käfig transportieren. So muss er lernen, nicht nach dem ersten oder äußeren Anschein zu urteilen, sich nicht vom Geltungsdrang leiten zu lassen und nicht dem Erlebnishunger zu erliegen, sondern das Unscheinbare,

---

12 Siehe dazu: Heribert Fischedick, Aufbrechen – Schuld als Chance, München 1989

Hintergründige zu suchen und zu achten. Nur so kommt er auf seinem Abenteuerweg zu der gefangen gehaltenen Jungfrau, die es zu befreien gilt. Sie ist auf der symbolischen Ebene der Inbegriff des Abgespaltenen, Unentwickelten, Ungelebten und damit die notwendige introversive Ergänzung zur bisher einseitig extrovertierten Weise der Weltbewältigung und Lebensgestaltung. Sie muss von Geringschätzung und Abwehr erlöst und zur Hochzeit an den Königshof, d.h. zur Integration in die Persönlichkeit geführt werden.

Nach der Neujustierung seiner Vernunft muss der Held dann auf dem Rückweg in die Alltagswelt lernen, auch die Welt der Gefühle neu zu verstehen, sie nicht mit Schwäche und Nachgiebigkeit zu verwechseln, sondern als Wesensnähe, erweiterte Wahrnehmung und intuitive Weisheit zu nutzen. So kann er schließlich die Jungfrau heimführen, Hochzeit mit ihr feiern und – als Symbol eines durch den Lernweg gereiften Bewusstseins, eines neuen Selbst- und Weltverständnisses – den alten König (die alten Glaubenssätze, Einstellungen und Lebensmuster) ablösen. Das Märchen endet: „Nun fehlte ihnen nichts mehr zu ihrem Glück, solange sie lebten."

Die Entwicklung der Innenwelt wird meist jedoch nicht annähernd so wichtig genommen wie die Bewältigung der Außenwelt. Wenn Menschen über Selbstentwicklung nachdenken, dann eher im Sinne von Karriereplanung, Verbesserung der Performance (Außenwirkung) oder der Gesundheit als Basis für Leistungsfähigkeit, aber selten im Sinne einer Arbeit an der eigenen Persönlichkeit. So bleiben viele die Kinder, die sie einmal waren – mit den gleichen Erwartungen, Ansprüchen, Befürchtungen, Reaktions- und Verhaltensweisen. Oder es mangelt ihnen trotz aller beruflicher Erfolge an sozialen Kompetenzen, an der Fähigkeit beispielsweise, sich in andere und deren Gefühle und Bedürfnisse einzufühlen, Unterschiede auszuhalten und einen fairen Interessenausgleich zu verhandeln. Vor allem mangelt es ihnen dann an einem Instrumentarium, in herausfordernden Situationen wie dem eigenen Sterben oder dem Sterben nächster Angehöriger konstruktiv mit den eigenen Empfindungen, Gedanken und Impulsen umzugehen. Denn sie kennen und verstehen sich nicht und auch das, was an Dynamiken und Prozessen in ihnen vonstattengeht, geschweige denn, dass sie diese zu steuern und zu bewältigen wüssten.

Erste Voraussetzung für eine gute Arbeit an sich selbst ist daher die Introspektionsfähigkeit. Das ist die Fähigkeit, seine eigenen Gefühle, Eigenschaften und Wirkungen wahrzunehmen und richtig einzuschätzen (die Vorstellung von sich selbst und die Wahrnehmung der eigenen Person durch andere liegen oft meilenweit auseinander). Es ist die Fähigkeit, die eigenen Wünsche, Träume, Sehnsüchte, Ängste und Verletzungen wahrzunehmen und zu kennen. Beides ist überhaupt nicht einfach, denn oft fehlt es uns schon an Vokabular, um unsere Befindlichkeiten zu beschreiben. Darum hier eine kleine Liste angenehmer Gefühle: *angeregt, aufgedreht, aufgeregt, ausgeglichen, befreit, begeistert, behaglich, belebt, berauscht, beruhigt, berührt, beschwingt, bewegt, dankbar, eifrig, ekstatisch, energetisiert, engagiert, enthusiastisch, entlastet, entschlossen, entspannt, entzückt, erfreut, erfrischt, erfüllt, ergriffen, erleichtert, erstaunt, erwartungsvoll, fasziniert, frei, friedlich, froh, fröhlich, gebannt, geborgen, gefesselt, gelassen, gerührt, gesammelt, gespannt, gesund, glücklich, gutgelaunt, heiter, hellwach, hoffnungsvoll, inspiriert, klar, kraftvoll, lebendig, leicht, locker, lustig, motiviert, munter, mutig, neugierig, optimistisch, ruhig, sanft, satt, schwungvoll, selbstsicher, selig, sicher, sorglos, still, stolz, überglücklich, überrascht, überwältigt, unbeschwert, vergnügt, verliebt, vertrauensvoll, wach, weit, wissbegierig, zärtlich, zufrieden, zugeneigt, zuversichtlich.*

Und ebenso eine kleine Liste unangenehmer Gefühle: *alarmiert, angespannt, ängstlich, apathisch, ärgerlich, aufgeregt, ausgelaugt, bedrückt, besorgt, bestürzt, betroffen, betrübt, beunruhigt, bitter, blockiert, deprimiert, durcheinander, eifersüchtig, einsam, elend, empört, enttäuscht, ernüchtert, erschlagen, erschöpft, erschrocken, erschüttert, erstarrt, frustriert, furchtsam, gehemmt, geladen, gelähmt, gelangweilt, genervt, hart, hasserfüllt, hilflos, in Panik, irritiert, kalt, kraftlos, leer, lethargisch, matt, miserabel, müde, mutlos, nervös, niedergeschlagen, ohnmächtig, panisch, perplex, ratlos, resigniert, ruhelos, sauer, scheu, schlapp, schüchtern, schwer, schwermütig, sorgenvoll, teilnahmslos, tot, träge, traurig, überwältigt, unbehaglich, ungeduldig, unglücklich, unruhig, unsicher, unter Druck, unwohl, unzufrieden, verbittert, verspannt, verwirrt, verzweifelt, widerwillig, wütend, zappelig, zornig.*[13]

Der Kommunikationsforscher Friedemann Schulz von Thun spricht im Zusammenhang der Introspektion von unserem inneren Team: So vielfältig, unterschiedlich und konfliktreich im Zusammenspiel seien die verschiedenen Anteile unserer Persönlichkeit. Wir sind keine einheitliche Persönlichkeit. Wir sind vielmehr ein Konglomerat verschiedener „Stimmen", Impulse und Eigenschaften. Darunter sind kindliche und erwachsene Anteile, antreibende, einbremsende, besorgte und ermutigende. Und die Frage ist, wer trifft hier die Entscheidungen? Starke Wortführer oder ein bewusstes Ich, das die einzelnen „Teammitglieder" kennt und den inneren Dialog steuert, der Teamleiter sozusagen? Wie also will ich selbstbewusst handeln und entscheiden, wenn ich mir meiner selbst nicht bewusst bin?

Eine weitere wichtige Ergänzung zur Selbstwahrnehmung ist deshalb die Selbstreflexion, die Fähigkeit, sich über die Ursachen und Wirkungen dieser Eigenschaften, Gedanken, Gefühle, Wünsche, Ängste, Verletzungen und Hoffnungen klar zu werden, sie infrage zu stellen, sie an Realitäten und Werten zu messen und sie auf ihre Alltagstauglichkeit zu prüfen, um sie gegebenenfalls zu ergänzen und zu verändern, eine Lern- und Entwicklungsbereitschaft, die bis zum letzten Atemzug sinnvoll und möglich ist. Vor dieser Wendung nach innen haben aber viele Menschen Angst, weil sie die Leere oder die Gefühle fürchten, die dort auf sie warten; weil sie Angst haben vor der Lawine, die sie lostreten könnten, vor den Konsequenzen, die aus Erkenntnissen erfolgen

13 Al Weckert, http://www.empathie.com/al-weckert-texte/emotionen-gefuehle/

müssten. Solche Ängste sind nicht unbegründet. Was lange verdrängt und missachtet wurde, kann wie die 13. Kammer im Märchen wirken, die der Protagonist nicht betreten soll. Denn sobald er die Tür in diese Kammer öffnet, brechen ungeahnte Gewalten aus (verdrängte Erinnerungen und Impulse), die nur in einem schwierigen Lernweg bewältigt werden können. Aber nichtsdestotrotz – der überaus geduldige, unterstützende, wohlgesonnene und hilfreiche Fuchs des Märchens kann im realen Leben in Gestalt einer einfühlsamen Therapeutin, eines einfühlsamen Therapeuten, Coachs oder Beraters in Anspruch genommen werden!

Manchmal drängt sich mir aber der Verdacht auf, es gäbe eine große Verschwörung, die darauf aus ist, uns von dieser heilsamen Wendung nach innen abzuhalten. Alles ist darauf aus, uns mit grellen visuellen und akustischen Reizen nach außen zu ziehen, weg von uns selbst. Zerstreuung heißt das Ziel. Und ich ahne, warum. Denn wären wir bei uns, gesammelt, zentriert – wir wären nicht annähernd so zu manipulieren, wie Wirtschaft, Politik und die verschiedensten Interessensgruppen es ständig versuchen. Wir wären in jeder Hinsicht selbstbewusst! Multitasking als Kompetenz zu loben, ist ein weiterer Erfolg in dieser Zerstreuungsbewegung. Als ob es wirklich erstrebenwert wäre, alles Mögliche gleichzeitig zu tun, ohne noch in irgendeinem Tun wirklich gegenwärtig zu sein. Denn tatsächlich verhindert es, dass wir mitbekommen, was wir gerade da tun, wie es uns damit geht und ob wir das wirklich tun wollen. Unser Gehirn kann sich nur auf einen Fokus einstellen, alles andere läuft auf Autopilot. Das weiß jeder, der mal beim Autofahren telefoniert hat. Das Bewusstsein ist im Telefonat, denn es muss Informationen aufnehmen und verarbeiten. Das Fahren erledigt derweil das Unbewusste. Die Gegenstrategie zur Zerstreuung heißt daher Achtsamkeit. Es gibt dazu eine bekannte Parabel, in der Lernende ihren Zen-Meister fragen, wieso er so auffällig zufrieden und glücklich sei. Er antwortet darauf: „Wenn ich stehe, dann stehe ich, wenn ich gehe, dann gehe ich, wenn ich sitze, dann sitze ich, wenn ich esse, dann esse ich, wenn ich liebe, dann liebe ich ..." „Das tun wir auch", antworteten seine Lernenden, „aber was machst du darüber hinaus?", fragten Sie erneut. Der Meister erwiderte: „Wenn ich stehe, dann stehe ich, wenn ich gehe, dann gehe ich, wenn ich ..." Wieder sagten seine Lernenden: „Aber das tun wir doch auch, Meister!" Er aber sagte zu ihnen: „Nein – wenn ihr sitzt, dann steht ihr schon, wenn ihr steht, dann lauft ihr schon, wenn ihr lauft, dann seid ihr schon am Ziel." Und dieser Meister hatte noch keine Ahnung von Smartphones, aber viel Ahnung vom Leben.

Die Haltung, um die es hier als Gegenstrategie zur Zerstreuung und mangelnden Selbstwahrnehmung geht, heißt Achtsamkeit. Achtsamkeit bedeutet, den gegenwärtigen Augenblick wahrzunehmen, statt in Gedanken in der Zukunft oder in der Vergangenheit zu sein. Achtsamkeit richtete sich nach innen und nach außen. Jeder Mensch hat die Fähigkeit, achtsam im Hier und Jetzt zu sein. Und jeder kann durch regelmäßiges Üben diese Fähigkeit weiterentwickeln. Die Achtsamkeit hilft uns, unsere automatisch ablaufenden Denk- und Erlebnismuster zu erkennen und zu verstehen, und erhöht damit die Chance, früher und geeigneter gegensteuern zu können. Achtsamkeit üben bedeutet darüber hinaus auch, den jetzigen Augenblick und das ganze damit verbundene Erleben in einer möglichst nicht wertenden, wohlwollenden und offenen Haltung anzunehmen, so wie ein Kind, das noch über keine Sprache verfügt, wahrnimmt, ohne Begriffe und die damit verbundenen erlernten Konnotationen zur Verfügung zu haben. Bevor ich denke „was für ein schöner Baum" oder „so ein hässliches Gebäude", sehe ich es einfach. Kein Vergleichen, kein Urteilen, kein Gefühl beeinträchtigt einfache Wahrnehmung. So ermöglicht Achtsamkeit mit der Zeit ein tieferes Verständnis für uns selbst und andere Menschen. Sie fördert Akzeptanz dessen, was ist, und ermöglicht ein Agieren aus Klarheit statt aus emotionaler Verstrickung und Abhängigkeit von nicht hinterfragtem Erlerntem.

Selbstwahrnehmung, Selbstreflexion, Selbststeuerung, Selbstkenntnis, Selbstbewusstsein und Klarheit helfen uns beträchtlich, wenn es um das eigene Sterben geht. Denn der Sterbeprozess ist auch ein Prozess der inneren Sammlung. Die Möglichkeiten der Selbstverwirklichung durch Aktivitäten und Gestalten lassen nach, die Möglichkeiten, sich durch Erleben und die Art und Weise, wie wir uns zu etwas einstellen, zu verwirklichen, gewinnen an Bedeutung. Wir sind dann nicht mehr so nach außen orientiert, auch unsere Neugier auf das, was draußen passiert, lässt nach. Stattdessen werden wir ruhiger, introvertierter, hängen mehr unseren Gedanken nach. Wir brauchen jetzt mehr Stille und Zeiten des Alleinseins. Die Lust auf Smalltalk und Ablenkung lässt ebenfalls nach, wir wollen auch nicht mehr gefordert werden, nicht mehr nach außen gezogen und an das bisherige Leben gebunden werden. Vielmehr geht es jetzt um die Wendung nach innen, um Selbstklärung und die Konzentration auf das, was jetzt noch wichtig ist, beispielsweise die nun zu leistenden Abschiede. Wohl dem, der sich wenigstens schon ein bisschen im „Wald" seiner selbst auskennt und darum nicht herumirren muss, sondern sich zielgerichtet durch diese Prozesse bewegen kann. Denn wer sich um Selbstwahrnehmung, Selbstreflexion und Selbsterkenntnis bemüht, erwirbt sich auf diese Weise ein Instrumentarium, sich achtsam und konstruktiv durch emotionale Prozesse zu steuern.

Auch hier gibt es wieder das Problem, dass Angehörige und Umwelt diesen Rückzug nach innen oft nicht akzeptieren. Es gibt darunter „Animateure", die uns noch bespaßen und mit Fernseher oder Radio ablenken wollen – vermutlich auch deshalb, weil sie selbst Angst vor der Ernsthaftigkeit des Augenblicks, der Themen und der Gefühle, Angst vor der Stille haben. Und es gibt Angehörige, die uns nicht gehen lassen können, uns bei jedem Wegdämmern wieder ins Hier und Jetzt zurückrufen und in den Kontakt zwingen wollen.

Die Aufgabe der Sammlung umfasst also viele Aspekte: die Erweiterung des rationalen Weltzugangs und der aktiven Lebensbewältigung intuitiven Zugänge und Kontemplation; die Erkundung, Entwicklung und Steuerung der eigenen Innenwelt; die Überwindung von Spaltung und Verdrängung; dazu Achtsamkeit, die einen in der Gegenwart zentriert; und nicht zuletzt die Fähigkeit, es mit sich allein und in der Stille auszuhalten.

In der Gnosis, einer erfahrungsorientierten Bewegung, die mit dem Christentum entstand und westliches und östliches Gedankengut zusammenführte, gibt es sogenannte Aufstiegsformeln. Das sind Parolen, die die Seele kennen muss, wenn sie nach dem Tod weiterkommen und nicht von „Wächtern" festgehalten werden will, die sie an das irdische Dasein binden und den Aufstieg der Seele verhindern wollen. Eine dieser Parolen lautet: „Ich habe mich selbst erkannt und habe mich selbst von überall her gesammelt; ich habe keins meiner Kinder an die Welt verloren."[14] Ein wunderbares Zielbild für eine Seele am Ende ihrer jetzigen Daseinsform und im Angesicht des Todes: vollständig, ganz bei sich sein und alle Anhaftung überwunden haben!

14 Aus dem gnostische Philippusevangelium von Epiphaneus zitiert in: Epiphan. haer. 26,13

7. *Bilanz und Sinngebung*

In der Phase der Sammlung und Wendung nach innen führt die Erwartung des anstehenden Endes unweigerlich auch zu einer Bilanzierung des bisherigen Lebens. Denn angesichts des Todes wird die noch verbleibende Zeit zu kostbarer Lebenszeit, da sie die letzte Gelegenheit zu Korrekturen und Ergänzungen bildet. Kein Wunder, dass im Rückblick durch die drängende Zeit für viele erst einmal vor allem Defizite spürbar werden, die es schwermachen, mit dem Leben abzuschließen. Es ist nicht unbedingt die berühmte Weltreise, die einer dann vermisst, aber es gibt viele Wünsche, deren Erfüllung man sich entweder nicht leisten konnte oder immer wieder aufgeschoben hat und die jetzt einerseits unerfüllbarer und andererseits gewichtiger denn je erscheinen. Das können Wünsche, Pläne und Vorhaben sein, die einem schon seit langem im Bewusstsein waren, aber ebenso unterschwellige Wünsche und Bedürfnisse, die jetzt erst richtig klarwerden. Umso wichtiger ist es, nicht erst an dieser Stelle genauer zu spüren, woran Unzufriedenheit und Bitterkeit sich festmachen könnten.

Zum Beispiel an erforderlichen radikalen Schritten und Schnitten, die man nicht gewagt hat, einen Firmen- oder Berufswechsel etwa, oder das Aufarbeiten oder Beenden einer unbefriedigenden Partnerschaft, vertane Chancen und immer wieder aufgeschobene Entscheidungen. Es werden auch Umstände und Erfahrungen spürbar, die einem das Leben vorenthalten hat, einen Lebenspartner z.B. oder die

Erfahrung verlässlicher Freundschaft oder einer unbeschwerten und behüteten Kindheit. Es werden Zumutungen spürbar, die einem das Leben auferlegt hat, Schwierigkeiten, die einem die Entfaltung des Lebens erschwerten und behinderten, Unabänderliches, das es zu ertragen galt, und Veränderbares, das man nicht zu ändern wusste.

Nicht zuletzt tauchen auch Schuldgefühle auf über Dinge, die wir getan oder nicht getan haben. Wir sollten nicht unterschätzen, welche selbstzerstörerische Samen unsere christliche Kultur und die traditionelle Erziehung in unsere Seelen gestreut haben, die nun noch einmal in Form von Schuldgefühlen, Selbstabwertung und Ängsten Früchte tragen. In einem Segen von Doris Gabriel, den ich gerne in Ritualen zur Beendigung von Lebenssituationen verwende, heißt es: „Mögest du liebevoll verzeihend auf das schauen, was misslungen ist, wo du dich und andere verletzt, deine Fähigkeiten nicht genutzt, deine Stärke verleugnet, deine Schönheit vergessen hast."[15] Um diesen liebevollen und verständnisvollen Blick auf sich geht es spätestens jetzt. Für Negativität, auch die eigene, gibt es immer eine Erklärung. Selbst die klassische Sündenfallerzählung der Bibel, als Hintergrundfolie für allerlei Vorwürfe missbraucht, wirft einen milden und verständnisvollen Blick auf die Motive unseres Handelns. Im Kern der Verfehlung (so die eigentliche Wortbedeutung von Sünde im Hebräischen und Griechischen) stecke der Wusch, glücklich zu werden. Nur verstelle uns die Stimme der Angst, verkörpert in der Schlange, den Blick für das, was wirklich unserem Glück dient. So erleben wir uns im Nachhinein oft wie Adam und Eva in der Erzählung als Hereingelegte und Betrogene, weil das, wovon wir uns eine Steigerung unseres Glücks erhofften, nichts gebracht hat oder uns sogar im Gegenteil tiefer in die Misere brachte und ein fades Gefühl zurückließ. Dabei verstehen wir meist nicht, wie sehr unterschwellige Angst für uns und unsere Entscheidungen handlungsleitend war und ist. Die Angst, etwas zu verpassen, zu kurz

---

15 Doris Gabriel in: Heribert Fischedick, Die Kraft der Rituale, Stuttgart 2004, S.126

zu kommen, nicht glücklich zu werden.[16] „Nicht verurteilen, sondern verstehen“ heißt darum die Devise. Ein solches mitfühlende Herangehen an unsere Taten ermöglicht es, uns selbst zu vergeben. Diesen Umgang mit unseren Fehlern können wir ebenfalls unser Leben lang üben. In einer solchen „Fehlerkultur“, in einem solchen Umgang mit Schuld werden die Fehler auch zu Chancen, denn was wir verstehen, können wir verändern. In den Schuldgefühlen bleiben wir an Vergangenes gebunden, das wir nicht mehr ungeschehen machen können. Im Verstehen und in der Selbstvergebung werden wir wieder frei für die Zukunft, auch wenn diese Zukunft nunmehr das Sterben ist.

Das gilt genauso, wenn es darum geht, anderen zu vergeben. Vergebung bedeutet nicht vergessen oder bagatellisieren dessen, was geschehen ist. Vergebung heißt letztlich: Du bist mir nichts mehr schuldig, keine Einsicht und keine Wiedergutmachung. Denn würden wir auf Einsicht und Wiedergutmachung warten, würden wir unsere eigene Zukunft von der Entwicklung eines anderen abhängig machen. So ist Vergebung durchaus im eigenen Interesse angesagt, damit ich nicht länger an Vergangenes, an Verletzungen und an Schuldner gebunden bleibe. In der Vergebung ziehe ich einen Schlussstrich unter die Vergangenheit. Etwas anderes ist dagegen Versöhnung, denn sie bedeutet neue Beziehung. Dafür müssen aber beide Seiten sich bewegen. Versöhnung ist daher weder erzwingbar noch unbedingt das Richtige. Denn oft ist es richtiger und angebrachter, sich künftig aus dem Weg zu gehen. Daher macht es gar keinen Sinn, sich angesichts des Sterbens noch unbedingt mit jemandem versöhnen zu wollen, schon gar nicht unter Zeitdruck. Aber vergeben sollten Sie, um Vergangenes loszulassen.

2012 veröffentlichte die australische Palliativpflegerin Bronnie Ware ihr Buch „The Top Five Regrets of the Dying“.[17] Bis dahin hatte sie viele

---

16 Siehe dazu: Heribert Fischedick, Aufbrechen, a.a.O.

17 Bronnie Ware, 5 Dinge, die Sterbende am meisten bereuen, München 2013

Todkranke bis ins Sterben begleitet. In den vielen Gesprächen in den Wochen, Tagen oder Stunden vor dem Sterben hörte sie immer wieder das gleiche Bedauern darüber, nicht das Leben gelebt zu haben, dass die Betroffenen sich eigentlich gewünscht hatten. Auch sie erlebte, dass es in dieser Bilanz angesichts des Todes nicht um vermisste materielle Dinge, sondern um grundlegende Themen der eigenen Person und Lebensentscheidungen ging. Fünf Themen waren es, die Ware darin vor allem erkannte.

1. Ich wünschte, ich hätte den Mut gehabt, mein eigenes Leben zu leben.

Anders ausgedrückt bewegt Sterbende die Frage: Bin ich Ich gewesen oder habe ich in erster Linie getan, was andere von mir erwartet oder was Trends und Meinungen vorgegeben haben? Viele Menschen richten ihr Leben nach aktuellen gesellschaftlichen Trends aus. Sie machen mit, was gerade gefragt ist, und wollen für sich selbst das, was sie andere tun sehen. Oder sie tun das, von dem sie glauben, dass es von ihnen erwartet wird. Sie erfüllen familiäre Aufträge (ausgesprochene oder vermutete Erwartungen der Eltern), versuchen Partner zufrieden zu stellen oder über Rollenerfüllung berufliche und gesellschaftliche Anerkennung zu finden. Das beginnt zum Beispiel mit Ausbildungs-, Studien- und Berufsentscheidungen und setzt sich an vielen Weggabelungen des Lebens fort. Aber es betrifft ebenso ganz alltägliche Lebensweisen. Bei uns zu Hause hieß es immer: „Was sollen die Leute denken!" Hätte ich diese Sorge übernommen, ich hätte nie ein mir gemäßes Leben führen können. Abgesehen davon, dass niemand im Griff hat, was andere über ihn denken. Am Ende bereuen so außengesteuerte Menschen dann, nicht ihren eigenen Impulsen und Neigungen gefolgt zu sein. „Traurig grüßt der, der ich bin, den, der ich sein könnte", formuliert es der Dichter Friedrich Hebbel. Umso wichtiger ist es auch an dieser Stelle, Selbstwahrnehmung und Selbstreflexion zu stärken, um überhaupt mitzubekommen, was uns letztlich in unseren Lebensentscheidungen und -vollzügen bestimmt: fremde Aufträge, Konformismus, Konventionen oder der bewusste Einklang mit unserem eigenen Potenzial und unseren eigenen Werten?

2. Ich wünschte, ich hätte nicht so viel gearbeitet.

Nicht, dass diese Sterbenden alle mit ihrer Arbeit unzufrieden gewesen wären. Aber im Rückblick hat sie einfach zu viel Raum eingenommen und anderes aus dem Blick geraten lassen. Fast alle Männer kamen zu diesem Bedauern. Sie hatten zu viel gearbeitet um der Karriere willen oder aus Angst, nicht genug zu verdienen, um mit der Familie ein gutes Leben führen zu können. Dahinter hatten Partner, Kinder, Freunde, andere Interessen und Unternehmungen zurückstehen müssen. Oft genug kam es dann nicht mehr zum auf später verschobenen Leben („wenn ich dann mal pensioniert bin"), weil bis dahin die Ehe gescheitert oder das Verhältnis zu den Kindern zerrüttet war oder weil eigene Krankheit oder die Erkrankung der Partnerin das Nachholen von erhofften Erlebnissen verhinderte. Der Augenblick des Lebens ist niemals die Zukunft, sondern die Gegenwart. Jetzt ist der Moment, das zu leben, was mir wichtig ist. Darum macht es Sinn, sich immer wieder mal zu fragen: Wofür möchte ich meine begrenzte und nicht nachzuholende Lebenszeit hergeben? Die Arbeit ist ein wesentlicher Bestandteil unseres Lebens. Sie gibt uns Status in der Gesellschaft, ermöglicht ein Einkommen, Kontakte und im besten Fall sogar Selbstverwirklichung. Sie ist daher keine vergeudete, sondern mit Sinn zu füllende Lebenszeit. Aber sie ist nicht alles. Soziale Kontakte, die Pflege musischer Seiten und Genuss sind beispielsweise weitere Dimension, die zu Sinn und Erfüllung beitragen und am Ende eine positive Bilanz ermöglichen.

3. Ich wünschte, ich hätte den Mut gehabt, meine Gefühle auszudrücken.

Viele Menschen zeigen wenig von sich und dem, was in ihnen vorgeht. Sie halten sich zurück um des lieben Friedens willen, um gewünschte

Harmonie nicht zu gefährden, oder sie kontrollieren sich stark, weil sie Angst vor ihren Gefühlen und deren Wirkungen haben. Viele aus der Kriegsgeneration haben nie über ihre Erlebnisse gesprochen und damit sich und ihren Angehörigen einen wesentlichen Teil ihres Lebens verborgen. Andere bedauern, dass sie viel zu wenig ihre Dankbarkeit oder ihre Liebe zum Ausdruck gebracht haben. Jedenfalls hätten sie im Nachhinein gerne die Fassade ihrer Stärke, Unangreifbarkeit, Kontrolliertheit, Friedfertigkeit, Vernünftigkeit durchbrochen, um mehr von ihrem wahren Erleben durchdringen zu lassen. Gefühle machen verletzbar. Aber der Ausdruck von Gefühlen, die Mitteilung meiner Hoffnungen und Befürchtungen, Gesten der Dankbarkeit und Zärtlichkeit machen mich fassbar, ermöglichen Nähe und Verbundenheit: Erfahrungen, die allemal das Risiko lohnen und Zufriedenheit in das Leben bringen.

4. Ich wünschte, ich hätte den Kontakt zu meinen Freunden gepflegt.
So manchem Einsamen wird auf dem Sterbebett bewusst, dass er selbst gar nichts oder viel zu wenig beigetragen hat, um Kontakte zu bekommen und zu pflegen. Freundschaften, die eingeschlafen sind; Kontakte zu Familienangehörigen, die allmählich verflachten und versandeten; Bezug zu Nachbarn, in den nicht investiert wurde. Wer immer nur erwartet, dass die anderen auf ihn zukommen müssen, ohne selbst initiativ zu werden und etwas in Beziehungen einzubringen, braucht sich nicht zu wundern, wenn es am Ende an wirklichen Beziehungen fehlt. Die Frage, ob ich genug Liebe bekomme und bekommen habe, ist eine eher kindliche Frage und wieder defizitorientiert. Die Überlegung, wie ich selbst mehr Liebe in die Welt bringen kann und gebracht habe, bringt mich dagegen mit meinen eigenen Potenzialen in Kontakt.

5. Ich wünschte, ich hätte mir erlaubt, glücklicher zu sein.
Viele erkannten erst angesichts des Todes, dass sie immer eine Wahl gehabt haben: die Wahl, in alten Mustern, Gewohnheiten und vertrauten Rahmenbedingungen zu bleiben oder Entscheidungen zu tref-

fen und Dinge zu tun, die sie zufriedener gemacht hätten. Die Frage ist: „Warum lieben wir wohlbekannte Höllen mehr als unbekannte Himmel?“ Und die Antwort lautet schlicht und einfach: weil wir sie gewohnt sind. Aber auch: weil natürlich jede Entscheidung ihren Preis hat. Dieser Preis erschien uns aber oft zu hoch und so haben wir dann lieber den Preis eines unglücklichen Lebens gezahlt.

Die Gefahr ist groß, in der Bilanz an dieser Stelle stecken zu bleiben. Dann ist unvermeidlich Bitterkeit die Folge, die sich in stillen oder auch lauten Klagen gegen das Schicksal und seine Verkörperungen in Form bestimmter Menschen richtet und nicht umhinkommt, den Tod genauso wie das Leben zu empfinden: als eine Zumutung, die einem aufgezwungen wird. Ich habe viele Menschen so bitter mit ihrem Schicksal und Menschen hadernd sterben gesehen. Ihr Sterben war dann oft ein erbitterter Kampf bis zum Schluss oder ein resignierter Rückzug in den Tod. Sie hatten keine Gelegenheit wahrgenommen, ihre Bilanz aufzuarbeiten.

Ein derartiges Aufarbeiten kann jetzt in dieser Phase nicht mehr die Qualität einer Psychotherapie annehmen. Viel hilfreicher ist es, sich anstelle inhaltlicher Auseinandersetzung mit seinem inneren Beobachter am Ufer zu verbinden und nicht wertend, sondern wohlwollend auf die eigene Geschichte, ihre vielen Stationen und Erfahrungen zu schauen. „Wir leiden an dem, was wir nicht leiden mögen“, sagt der Psychotherapeut Viktor Frankl. Denn würden wir es leiden mögen, würden wir nicht darunter leiden. Akzeptanz heißt daher das erlösende Zauberwort, das Leidenmögen dessen, was war, und dessen, was ist. Damit kommt wieder einmal unserer Einstellung zu diesen Wirklichkeiten unseres Lebens die entscheidende Bedeutung zu. Diese Akzeptanz ist wichtiger, als sich in der Sterbephase noch mit „hätte ich doch“ und den verschiedenen Aspekten dieser Erinnerungen auseinanderzusetzen. In der Bilanzierung geht es vielmehr um Versöhnung mit der eigenen Geschichte und dem eigenen Lebensentwurf. Auch die in diesen Zusammenhängen auftauchenden Emotionen wie Trauer,

Scham, Enttäuschung oder Groll lassen sich leichter bewältigen, wenn sie jetzt nicht mehr verkopft durchgearbeitet werden müssen, sondern einen Kanal finden, über den sie ausgedrückt werden können. So kann auftretende Spannung und Wut gut über bewusste Muskelan- und -entspannung abgebaut werden. Gegen Angst, Scham und Schuldgefühle helfen Atemübungen wie die 4-4-8-Atmung (beim Einatmen bis 4 zählen, dann den Atem anhalten und wieder bis 4 zählen und während des anschließenden Ausatmens bis 8 zählen) mit dem Gedanken, alles Alte und Belastende auszuatmen. Grundsätzlich hilft bei allen Emotionen Bewegung (soweit sie noch möglich ist), und wenn es nur ein leichtes Durchschütteln des Körpers ist oder eine Bewegung wie beim Abstreifen eines Rucksackes, mit der man all das hinter sich lassen kann.

Die Problematik der Lebensbilanz wird auch in den Bildern der mittelalterlichen Ars moriendi beschrieben. Sechs Teufel umringen den Sterbenden und versuchen gestikulierend und brüllend ihn zur Verzweiflung zu bringen, indem sie ihm sein „Sündenregister" vorhalten. Demgegenüber werden große Sünder aus der Bibel dargestellt: Petrus, der Jesus verleugnete; Maria Magdalena, der reuige Verbrecher am Kreuz und Paulus, der anfangs die Christen verfolgte. Sie alle hatten Erbarmen gefunden. Ein Engel hält darum ein Spruchband in die Höhe: „Verzweifle also auch du nicht!" Es ist nicht zu unterschätzen, wie viel Menschen am Lebensende doch noch von Ängsten vor dem Danach eingeholt werden, geprägt von entsprechenden religiösen Beeinflussungen und den eigenen elterlichen Erziehungserfahrungen. Das Bild von der Abwägung der Seelen und des Gerichtes nach dem Tod gehört zu vielen religiösen Strömungen und ist manchem Menschen tief in den Seelengrund eingeprägt worden.

Wünschenswerter wäre es, wir könnten unser Leben im Rückblick ohne Angst vor Bestrafung und im Einverständnis mit dem, was war, und mit Zufriedenheit betrachten und bilanzieren. Das aber erfordert Voraussetzungen, für die wir ebenfalls schon früh im Leben sorgen können und müssen. Das beginnt bereits mit einer anderen Fokussierung. Erziehung, Schule, Ausbildung sind in erster Linie defizitorientiert: Sie machen uns aufmerksam auf das, was nicht stimmt. Und wir übernehmen diese Sichtweise so, wie steter Tropfen den Stein höhlt. Kommt dann noch das Vergleichen dazu, ist die Basis für Unzufriedenheit geschaffen. Mit großer Weisheit sagt der Zen: „Vergleichen ist der Anfang allen Leidens." Denn auch im Vergleich orientieren wir uns meist eher an dem, was andere scheinbar mehr haben, können und sind. Achtsamkeit ist dagegen ressourcenorientiert: Sie sieht, was da ist. Sie weitet den Blick für das viele Positive, das uns im Laufe eines Tages zufällt: ein Sonnenstrahl, der offene Blick und die leichte Energie eines Kindes, eine freundliche Bedienung, eine kompetente Beratung, die Schönheit und Ästhetik eines Gebäudes oder einer Landschaft, ein angenehmes Gespräch, eine nette Geste, der freie Parkplatz am Abend in Haustürnähe, eine verschwenderisch blühende Blume, eine glimpflich verlaufene gefährliche Verkehrssituation, ein guter Auftrag, mit dem nicht zu rechnen war.

Eine wirkungsvolle Methode, diesen Blick zu üben, ist ein Dankbarkeitstagebuch: jeden Abend drei Erfahrungen eintragen, für die ich heute dankbar sein kann. Es ist erstaunlich, welche Auswirkung auf das Befinden ein solcher Wechsel von der Defizitorientierung zur Wertschätzung von Personen, Ereignissen, Verhalten, Objekten, Erfahrungen sowie des eigenen Potenzials und Tuns und Lassens hat. In dem bereits erwähnten Segensgebet heißt es daher weiter: „Mögest du stolz und dankbar erkennen, was dir gelungen ist und was dir alles geschenkt wurde." Damit ist eine wichtige Grundhaltung für eine positive Lebensbilanz gewonnen. Wenn auch Zufriedenheit als erste Voraussetzung einer solchen Grundeinstellung bedarf, so gibt es jedoch noch weitere Quellen, aus denen sie sich speisen kann.[18]

---

18 Siehe dazu: Heribert Fischedick, Leben in Balance – 7 Ressourcen für mehr Arbeits- und Lebenszufriedenheit, Independent-Verlag Latza, 2016

Dazu rechne ich vor allem anderen die *Selbstverantwortung*, verstanden als Bereitschaft, für sich und sein Wohlergehen die Verantwortung zu übernehmen. Niemand ist für mein Glück verantwortlich, meine Eltern nicht mehr, meine Partnerin/mein Partner nicht, meine Kinder nicht, der Staat nicht, mein Arbeitgeber nicht – nur ich selbst. Diese Selbstverantwortung schließt die Bereitschaft mit ein, an der eigenen Entwicklung und an Wohlfühllebensumständen zu arbeiten sowie fürsorglich mit sich selbst umzugehen.

Eine weitere wichtige Ressource ist *die Arbeit*, denn für sie geben wir sehr viel Lebenszeit her. Sie sollte daher den eigenen Interessen, Neigungen und Fähigkeiten entsprechen, zumindest einen ausgeglichenen Deal zwischen Einsatz und Entlohnung/Anerkennung bieten und mir und anderen etwas bedeuten.

Wie schon der Wechsel von der Defizitorientierung zur Wertschätzung zeigt, ist auch *Mentalhygiene* eine wichtige Ressource. Damit meine ich die Fähigkeit, Gedanken in konstruktive Bahnen lenken zu können, Wertungen zu reduzieren, positiv zu denken, Achtsamkeit und Dankbarkeit zu pflegen und eine gesunde Distanz zu allem Geschehenden zu bewahren.

Eine weitere Quelle der Zufriedenheit ist die *soziale Einbindung*, das heißt die Pflege von Partnerschaft, Freundschaften, der Beziehung zu den Kindern und auch die Bereitschaft zu sozialem Engagement. Viele Studien zeigen, dass Menschen, die nicht nur um sich selbst kreisen, sondern Blick und Herz weiten, glücklicher sind.

Weiterhin ist eine *ausgeglichene Lebensgestaltung* eine wichtige Basis: ausgeglichen zwischen den beruflichen und privaten Anforderungen von außen und den eigenen Bedürfnissen; ausgeglichen zwischen beruflichen Themen und außerberuflichen Interessen; ausgeglichen zwischen Anforderungen und Herausforderungen einerseits und Entspannung und Regeneration andererseits.

Eine letzte wichtige Quelle ist meiner Meinung nach *die Sinnkompetenz*. Ich glaube, wir brauchen so etwas wie eine Lebensphilosophie, die uns eine grundlegende Orientierung darüber gibt, wie wir die Welt und die menschliche Existenz verstehen können; die deutet, was dieses Leben soll und worauf es im Leben ankommt; die uns auch hilft, mit den unvermeidlichen Erfahrungen von Grenzen, Scheitern, Leid und eben auch des Todes fertig zu werden, auch diesen Zumutungen Sinn abgewinnen zu können. Ob wir die Hinweise auf mögliche, stimmige Antworten in der Religion, der Philosophie oder der Spiritualität suchen, spielt dabei keine Rolle. Denn Sinn kann nicht verordnet, sondern nur gefunden werden. Wer nach Sinn fragt und sucht, der möchte einfach die vielen Mosaiksteine und Bruchstücke seines Lebens in einem größeren Zusammenhang sehen und verstehen können. Ein kluger Mensch hat daher einmal geschrieben: „Das Glück ist nicht abhängig von den Lebensumständen, sondern von der Fähigkeit, allen Umständen im Leben Bedeutung geben zu können."

Reifung und Weiterentwicklung sind auch in der Sterbephase nicht ausgeschlossen, aber wir kommen leichter in eine so zufriedene und sinnvolle Lebensbilanz, wenn wir frühzeitig aus den möglichen Quellen der Zufriedenheit geschöpft und uns in den entsprechenden Haltungen geübt haben.

8. *Meditation als Lernweg*

Es sind also viele Aufgaben, die das Sterben uns stellt und in die wir uns im Laufe unseres Lebens einüben können. Jede Aufgabe umfasst wiederum viele Themen. Je früher, je länger, je umfassender und auch je leichter wir uns diesen Aufgaben und Themen im Leben stellen, desto zuversichtlicher und gelassener können wir auch in die letzte Phase unseres Lebens eintreten in der Gewissheit, auch diese Aufgabe bewältigen und sie als Verwirklichung unserer selbst durchleben zu können. Es gibt allerdings einen „Königsweg", all diese Aspekte zu üben: die Meditation.

Die Meditation ist eine Praxis, die ursprünglich aus der östlichen Spiritualität kommt. Bereits vor mehr als 5000 Jahren kultivierten Yogis und Sadhus (heilige Männer) in Indien die Meditation, wie sie dann in den Veden, den ältesten indischen Schriften, beschrieben wurde. Im Buddhismus, der aus der vedischen Spiritualität hervorging, ist sie ein zentraler Bestandteil der spirituellen Praxis. Als der Buddhismus sich um die Jahrtausendwende auch nach China, Tibet und Japan ausbreitete, vermischte er sich mit den dort etablierten Religionen. Daraus entstand vor allem in Japan der Zen-Buddhismus, bei dem eine inhalts- und gegenstandslose Meditation (einfach Sitzen) im Vordergrund steht. Auch in den christlichen Klöstern wurden vergleichbare Übungen (Kontemplation) praktiziert.

Die Meditation wurde zum einen als Geistesschulung verstanden. Das Zen vergleicht den untrainierten Geist mit einer Affenhorde, die im Wald unterwegs ist. In der Tat: Wenn wir das Hintergrundrauschen unserer Gedanken einmal bewusster wahrnehmen, merken wir, dass sie ständig springen. Eben dachten wir noch über etwas nach, das in der Vergangenheit geschehen war. Im nächsten Augenblick sind wir in der Zukunft und bedenken vielleicht, was wir später noch einkaufen müssen. Dann wieder kreisen die Gedanken um ein Ziehen, das wir im Körper spüren, um sich im nächsten Augenblick auf ein Geräusch zu richten, das wir von der Straße her vernommen haben. Vergangenheit, Zukunft, drinnen, draußen, hin und her – eben eine ungezähmte und ungezügelte Affenhorde, die von Baum zu Baum springt, von Reiz zu Reiz.

Erstes Ziel der Meditation ist daher die Sammlung und Steigerung der Achtsamkeit, das Üben – um im Bild zu bleiben –, die Affenhorde an einem Punkt zusammenzuhalten, sich von allen störenden Gedanken und Gefühlen freizumachen und so gesammelt in der Gegenwart zu verweilen: das reine Beobachten, ohne etwas zu wollen und ohne etwas zu bewerten. Denn wenn wir die Identifikation mit unseren Gedanken und Gefühlen, unseren erlernten Bewertungen überwinden, stellt sich größere Klarheit ein, dann sind wir einfach nur wahrnehmende Gegenwart, der Beobachter am Ufer.

Zum anderen war und ist das Fernziel der spirituellen Meditation Selbsterkenntnis, aber nicht in einem psychologischen Sinn. Vielmehr geht es darum, sich jenseits der Identifikation mit dem Ich/Ego seiner wahren Natur gewahr zu werden. Erleuchtung ist das erfahrende Erwachen, Erkennen, Verstehen dieser wahren Natur. Heute wird Meditation vor allem wegen ihrer wissenschaftlich nachgewiesenen beruhigenden, Ausgeglichenheit fördernden und Achtsamkeit und Klarheit steigernden Wirkung praktiziert, ohne religiöse und spirituelle Ambitionen. Denn Meditation senkt den Blutdruck, vermindert die Ausschüttung von Stresshormonen und fördert den Aufbau grauer Hirnsubstanz. Diese wird beispielsweise im Hippocampus benötigt, einem für das Erinnerungsvermögen besonders wichtigen Teil der Hirnrinde. Das erklärt, warum Meditierende konzentrierter sind. Graue Hirnsubstanz wird auch im Mandelkern benötigt, unserem Gefahrenerkenn-, -Merk- und Warnsystem. Das wiederum erklärt, warum Meditierende gelassener sind. Auch in der Hirnrinde des Limbischen Systems und in der Insula des Kleinhirns konnte unter Meditation eine Zunahme der grauen Hirnsubstanz beobachtet werden. Diese Bereiche sind zuständig für Konzentration und Emotionskontrolle. Darum sind Meditierende ausgeglichener. Meditation verändert nachweislich Hirnstrukturen und schützt möglicherweise sogar vor Demenz.

Meditation ist eine relativ einfache und überall anzuwendende Methode. Eine Kernübung besteht in der Beobachtung des eigenen Atems (Vipassana-Meditation). Der Atem kann beim Ein- und Ausströmen an den Nasenflügeln oder im Rachenraum oder im Heben und Senken der Bauchdecke wahrgenommen werden. Man muss sich nur für eine Beobachtungsstelle entscheiden, denn „kein Wächter kann zwei Stadttore bewachen", sagt das Zen. Dieses achtsame Beobachten ist etwas anderes als Konzentration. Konzentration fokussiert, schärft die Brennweite des Objektivs auf einen Punkt. Achtsamkeit dagegen weitet, nimmt wahr und lässt weiterziehen.

Wer seine Achtsamkeit auf seinen Atem richtet, wird daher zunächst die Turbulenzen seiner Gedanken wahrnehmen. Ständig geht irgendetwas durch den Kopf – Vergangenheit, Zukunft, drinnen, draußen … Das kann niemand abstellen. Die Aufgabe lautet daher einzig, jedes Mal, wenn Gedanken die Aufmerksamkeit mitgenommen haben, zur Beobachtung des Atems zurückzukehren. Einfach nur registrieren, ohne dieses Abschweifen zu bewerten, und wieder zur Atemwahrnehmung zurückkehren. Mit der Zeit werden die Lücken zwischen den Gedanken größer. Wir üben also durch die Meditation, bei uns zu bleiben, nicht auf jeden Reiz aufzuspringen, die Gedanken zu beruhigen und in der Gegenwart zu sein. Und wir üben dadurch das wertungsfreie Beobachten und Distanzieren. Denn wir üben, etwas einfach nur zu registrieren, ohne daran hängen zu bleiben und uns gedanklich und emotional darin zu verstricken. Wir registrieren ein gedankliches

Abschweifen und beobachten wieder den Atem. Wir registrieren einen Schmerz im Rücken und beobachten wieder den Atem. Wir registrieren ein Geräusch im Haus und beobachten wieder den Atem. Wir registrieren eine aufsteigende Ungeduld, einen aufsteigenden Ärger, eine Leichtigkeit, eine Freude und beobachten wieder unseren Atem. In dieser Wahrnehmung werden alle Gedanken und Empfindungen zu Wolken, die am Himmel auftauchen und weiterziehen, zu Meereswellen, die heranrollen und wieder verschwinden.

Damit üben wir neben der Sammlung, der Achtsamkeit, der Gegenwärtigkeit, der Freiheit von Bewertungen und der Bewahrung einer beobachtenden Distanz gleichzeitig auch noch das Loslassen. Denn im beobachtenden Wahrnehmen wird uns bewusst, dass letztlich alles ein Kommen und Gehen ist – jeder Gedanke, jede Emotion, jeder Schmerz. Wir registrieren und lassen sofort wieder los. Das einzig Bleibende ist der Beobachter am Ufer, der stille wahrnehmende Zeuge in uns.

Eine einfache Anleitung zu dieser Übung lautet so: „*Gehe mit deiner Achtsamkeit zunächst zu deinen Händen, von dort durch die Arme bis in die Schultern und verweile da. Gehe dann mit deiner Achtsamkeit zu deinen Füßen, von dort durch die Beine bis in das Becken und verweile da. Gehe nun mit deiner Achtsamkeit vom Becken entlang der Wirbelsäule bis in den Nacken und über den Kopf bis in das Gesicht und verweile da. Wiederhole die Reise durch den Körper ein zweites Mal.*

Richte nun deine Achtsamkeit auf deinen Atem (entweder an den Nasenflügeln oder im Rachen oder im Heben und Senken der Bauchdecke), nimm ihn einfach wahr, sein Kommen und Gehen, ohne ihn zu bewerten oder beeinflussen zu wollen. Die eigentliche Meditation beginnt. Wenn Gedanken kommen und dich mitnehmen, nimm sie wahr und kehre zur Beobachtung des Atems zurück. Kommen Gefühle (auch körperliche Schmerzen), nimm auch diese wahr und kehre zur Beobachtung des Atems zurück.“ Zu Beginn empfiehlt es sich, rund fünf Minuten pro Tag zu üben. Dann kann man nach ein, zwei Wochen die Zeit auf 10 Minuten, nach einer weiteren Zeitspanne auf 15 bis 25 Minuten erhöhen. Wichtig ist vor allem die Regelmäßigkeit der Übung, also besser fünf Minuten einen Monat lang täglich üben statt längere Zeit an wenigen Tagen. Der Körper muss sich auf die Veränderung einstellen und das kann er am besten, wenn er langsam, Tag für Tag, daran gewöhnt wird. Die Kunst ist, die Meditation in das tägliche Leben zu integrieren und sie zu einem festen Bestandteil des Tagesplans zu machen. Auch die Tiefe der Meditation wird sich nur allmählich entwickeln.

Es gibt natürlich eine äußere (Körper-)Haltung, die diese innere Haltung fördert. Klassisch ist der sogenannte Lotossitz, bei dem man auf dem Boden oder einer Matte sitzt und einen oder beide Füße mit den Fußsohlen nach oben auf Ober- oder Unterschenkel ablegt. Bei der gemilderten Variante kann man ein Bänkchen oder ein Kissen zur Unterstützung unter den Steiß und die Füße auf den Boden legen. Entscheidend ist, dass das Steißbein gut abgestützt wird und die Wirbelsäule sich dadurch aufrichtet. Mit dieser aufgerichteten Position der Wirbelsäule verweilt man, wenn man korrekt sitzt, möglichst ruhig und bewegungslos. Die Augen sind halb geöffnet und bleiben während der gesamten Dauer der Meditation auch geöffnet. Die Augen sollten keinesfalls geschlossen werden, denn das verbinden wir mit Schlaf. In der Meditation ist es aber ausgesprochen wichtig, wach zu bleiben, um eine klare Wahrnehmung zu behalten. Der Blick geht schräg nach vorne, Richtung Boden, entlang der Verlängerung der Nasenlinie, ins Leere. Ein „dösiger" Blick, der sich an nichts festhält, nicht das Teppichmuster oder die Muster in den Dielen analysiert und bewertet. Die Hände werden in einer Schalenhaltung ineinandergelegt, die Daumen berühren sich locker. Aber genau so kann man auch auf einem Stuhl meditieren. Ich meditiere in der Bahn, im Flugzeug, im Wartezimmer, in der Sauna, wo immer sich eine Brache ergibt, in der meine Aufmerksamkeit nicht außen gefordert ist. Inzwischen reicht es, dass ich die Hände ineinanderlege, um sofort im Körper ein Schwere- und Wärmegefühl zu erzeugen, Entspannung eben, die mich mit dem inneren Beobachter in Kontakt bringt.

Wer langjährig Meditation praktiziert, kann dieses Üben als einen Entwicklungs- und Befreiungsprozess erleben, in dessen Verlauf man verschiedene Phasen oder Stadien durchläuft.[19] Wir beginnen den Prozess natürlich im Status quo unseres Bewusstseins von uns selbst.

1. **Status quo:** Unser Bewusstsein von uns selbst ist zunächst ein recht vordergründiges. Das Bild davon, wer wir sind, machen wir fest an Geschlecht, Eigenschaften, Talenten, Besitz, Nationalität, Bildungsstand, Rollen, sozialem Status und dem, was wir über uns wissen, genauso wie jemand, der in eine Psychotherapie geht und zunächst nur die offensichtlichen Seiten von sich kennt, die bewussten Erklärungen, die er für sein Erleben und Verhalten hat. Alle anderen Aspekte bleiben untergründig, verborgen im Schatten der Verdrängung. Der Buddhismus würde bei diesen Ankerpunkten unserer Identität von „Kleidern" und „Hüllen" sprechen, die Psychotherapie von Vordergrundpersönlichkeit.

2. **Identitätsdifferenzierung:** Je länger wir das beobachtende Wahrnehmen üben, desto mehr können Aspekte aus dem Schatten in unser Bewusstsein treten, die wir bislang nicht wahrgenommen haben. Das kann nicht nur verunsichern, sondern sogar Angst erzeugen. In jedem Fall wird die vordergründige Identität erschüttert und die Frage wird stärker: Wer bin ich wirklich? Je länger wir das beobachtende Wahrnehmen üben, desto mehr wird uns ja auch die Unbeständigkeit und Vergänglichkeit der vordergründigen Identitätsaspekte bewusst. Wissen, Besitz, Rollen, ja sogar unser Selbstverständnis – all das ist dem Wechsel, dem Gesetz von Werden und Vergehen, unterworfen.

---

19 Eine gute Deutung liefert dazu Ludwig Frambach in seinem Buch „Identität und Befreiung in Gestalttherapie, Zen und christlicher Spiritualität", Petersberg 1993

3. **Identitätsdiffusion:** Je mehr die Identitätsdifferenzierung an inneren Widersprüchen, Spannungen und Ungereimtheiten offenlegt, je mehr sie uns die Vergänglichkeit von allem und damit auch unsere eigene Endlichkeit ins Bewusstsein bringt, desto weniger können wir am alten Bild von uns, am alten Selbstverständnis festhalten. Alles wird zum Fragezeichen. Wer bin ich? Warum existiere ich? Wer bin ich, wenn sogar meine vermeintliche Identität vergeht und wenn eines Tages mein Körper, die Basis meiner Identität, wegfällt? Wenn alles, was ich beobachten kann (so auch meine Gedanken, Emotionen, Körperlichkeit) Objekt und darum nicht Ich ist? Denn was ich beobachten kann (Objekt) bin nicht ich (Subjekt). Was bin Ich dann? Was ist Ich? An die Stelle der vermeintlichen Klarheit tritt nun Verwirrung, im Zen auch „der große Zweifel“ genannt.

4. **Identitätsvakuum:** Die Verwirrung des großen Zweifels führt geradewegs in den Untergang des bisherigen Bewusstseins und Welt- und Selbstverständnisses. Die christliche Mystik nennt diese Erfahrung den mystischen Tod. Was war, gilt nicht mehr, was sein wird, ist noch nicht fassbar, nur Leere. Erst wenn die Schale vollkommen leer ist, kann sie neu gefüllt werden. Erst wenn unsere vordergründige, auf Vergänglichem basierende Identität sich vollkommen aufgelöst hat, kann eine neue Identität entstehen. Dann führt der Tod des Ichs in die Erfahrung einer übergeordneten Einheit, die alle Polaritäten wie Ich/Nicht-Ich, Leben/Tod, Ich/Du umfasst und integriert. Das ist ein Sterben vor dem Sterben, ein Loslassen von allem.

5. **Die Grundidentität:** Dem „großen Tod“ folgt das große Erwachen, das Verstehen des wahren Wesens jenseits aller „Kleider und Hüllen“, jenseits aller Eigenschaften und Rollen, jenseits aller Ego-Manie und Selbstbezogenheit.

So ist die Meditation nicht nur eine einfache und höchst wirkungsvolle Methode, sich in die vielen Aufgaben des Sterbens einzuüben. Sie ist vielmehr ein Üben des Sterbens selbst. Im Zen heißt es darum: „*Du musst einmal auf dem Kissen gestorben sein.*“

III.

Das dreifache Sterben

9. *Das gnostische Lebensverständnis*

Im Tod endet entweder alles oder wir überschreiten eine Grenze in eine Anderswelt – je nach Überzeugung und Erfahrung. Was ich bisher beschrieben habe, lässt sich alles mit normal zugänglichen Erfahrungen und psychologischen Grundlagen nachvollziehen und belegen. Was ich jetzt beschreiben werde, verlässt diesen scheinbar sicheren Boden. Denn es gibt auch noch andere, intuitive, sensitive Zugänge zur Wirklichkeit. Was wir erfahren, scheint jedoch von unseren Einstellungen abzuhängen, so wie das Licht je nach Experimentanordnung als Welle oder Teilchen erscheinen kann. Paul Feyerabend, ein österreichischer Physiker, Philosoph und Wissenschaftstheoretiker, meinte deshalb einmal: „Das Universum antwortet je nachdem, wie man es befragt. Fragt ein Materialist, antworten Atome und Quarks. Fragt ein Metaphysiker, antworten ihm Götter."

Alles, was ich jetzt über das Sterben beschreibe, ist daher nicht objektiv wissenschaftlich im klassischen Sinn, sondern subjektiv Ausdruck meiner ganz persönlichen und im Gespräch mit anderen geprüften Erfahrung sowie den daraus abgeleiteten Schlüssen. Ich bin kein Missionar, der im Besitz der Wahrheit ist und diese anderen aufdrängen möchte. Ich halte es vielmehr mit dem Weg des Narren, wie er in den Bildern des Tarot beschrieben wird: Man beginnt ihn als naiver Narr, der von nichts eine Ahnung hat, und beendet ihn hoffentlich als weiser Narr, der erkennt: Ich weiß, dass ich nichts weiß. Es handelt sich also beim Folgenden um meine ganz persönlichen Meinungen, die ich so lange vertrete, bis andere Erfahrungen mich darin korrigieren.

Vorhin habe ich geschrieben, dass jeder so etwas wie eine Lebensphilosophie benötigt, die ihm einen Orientierungsrahmen gibt, in dem sich die ganzen Erfahrungen einordnen und verstehen lassen. Ich selbst bin in der katholischen Kirche groß geworden (hatte allerdings einen sehr spirituellen Pfarrer) und habe neben dem Psychologiestudium sogar ein Studium der katholischen Theologie abgeschlossen. Das vermittelte mir natürlich eine bestimmte Weltanschauung. Aber ich bin immer ein Suchender geblieben, ein Suchender nach eigenen, berührenden und verwandelnden Erfahrungen. Noch während des Studiums habe ich Anfang der 70er Jahre einen ersten Kurs in Zen-Meditation absolviert. Meine psychoanalytisch-tiefenpsychologische Ausbildung, das Studium der Weisheitsbücher anderer Religionen und die Erfahrungen der Meditation haben mir dann im Laufe der Zeit einen neuen und anderen Zugang zu meiner eigenen Religion und ihren spirituellen Wurzeln ermöglicht. Der ehemalige Benediktinerpater und Meditationslehrer Willigis Jäger bezeichnete einmal Spiritualität als Weg in die Erfahrung dessen, wovon die Religionen erzählen. Nach diesem Weg habe ich gesucht und diesen Weg habe ich beschritten mit spirituellen Praktiken und damit verbundener Selbsterfahrung. Was ich seit vielen Jahren lebe, nenne ich eine konfessionsfreie interreligiöse Spiritualität. Natürlich bleibt auch dann der Wunsch, solche Erfahrungen zu systematisieren, mit anderen zu vergleichen und mit anderen Erfahrenen zu teilen. Wenn ich mich überhaupt noch irgendwo zuordnen soll, dann am ehesten der Gnosis.

Die Gnosis entstand neben, in und aus dem Christentum als eine Bewegung, die östliches und westliches Gedankengut zusammenführte und die gemeinsame Essenz herauszuarbeiten versuchte. Sie hatte ihre Blüte in den ersten beiden Jahrhunderten. Schon in der wesentlich früheren hellenistischen Epoche unternahm Alexander der Große (336-323 v.Chr.), nachdem er mit seinem Gewaltzug Griechenland, Indien, Persien, Ägypten und die Juden außerhalb Jerusalems zu einem Großreich zusammengefasst hatte, so etwas wie eine vergleichende Religionswissenschaft. Gemeinsamkeiten zwischen östlichen und westlichen Vorstellungen wurden untersucht, westliche und östliche Gottheiten einander zugeordnet und miteinander identifiziert. Dies alles geschah in großer Achtung vor den jeweiligen Weisheitstraditionen. Die europäische Kulturwelt nahm dadurch Orientalisches in sich auf.

In der Mitte des dritten vorchristlichen Jahrhunderts sandte dann Ashoka (272-231 v.Chr.), der Gründer des ersten indischen Großreiches, buddhistische Missionare an die Höfe der befreundeten Herrscher in aller Welt, die dort – u.a. in Alexandria, dem intellektuellen Zentrum der damaligen Zeit – Klöster gründeten und den Dharma, die vier edlen Wahrheiten des Buddhismus, lehrten. Östliches und buddhistisches Gedankengut wurde so von den Anrainern des Mittelmeeres diskutiert und aufgenommen. Das in der christlichen Bibel Jesus zugeordnete Erzählgut besitzt weitaus mehr Nähe zu den zentralasiatischen Weisheitstraditionen als zur jüdischen Thora. Viele Lehrsätze, Parabeln und Bilder der Evangelien sind klassisches buddhistisches Gedankengut.[20]

In ihrer Entwicklung schöpfte die Gnosis aus iranischen, babylonischen, ägyptischen, jüdischen, griechischen und indischen Quellen, aus der Astrologie und den Mysterienreligionen. Sie ist dabei aber alles andere als ein „zusammengekratzter Mischmasch", sondern vielmehr ein feinsinniger Verschmelzungsprozess, der das gemeinsame Erbe der spirituellen Traditionen aufgriff und vertiefte.

Der Begriff „Gnosis", üblicherweise mit „Wissen/Erkenntnis" wiedergegeben, entstammt der griechischen Sprache. „Die griechische Sprache unterscheidet zwischen wissenschaftlichem, reflektivem Wissen, also Kenntnissen, und dem durch Beobachtung oder Erfahrung erworbenen Wissen (‚jemanden kennen'), nämlich *gnosis*. So wie die Gnostiker den

20 Siehe dazu: Heribert Fischedick, Glaubst Du noch oder erfährst Du schon? Das spirituelle Christentum, Hamburg 2015

Ausdruck verwenden, ließe er sich mit ‚Einsicht' übersetzen, denn *gnosis* beinhaltet einen intuitiven Prozess des Sich-selber-Erkennens."[21] Der gleiche Begriff (gignoskein/erkennen) wurde auch zur Bezeichnung des Geschlechtsverkehrs verwendet. Beides, Erkenntnis und Geschlechtsakt, ist ein „Einswerden" durch eine konkrete Erfahrung, in dem einen Fall mit einem Wissen, in dem anderen mit einem Menschen. „Erkenne dich selbst!" Diese Inschrift vom Apollo-Tempel in Delphi aus dem 5.Jh. v.Chr. steht auch über der gnostischen Bewegung.

Die in der Erfahrung gesuchte Erkenntnis war also Selbsterkenntnis, die Antwort auf das große Geheimnis, das jeder sich selbst ist: Wer bin ich? In der psychologischen Selbsterkenntnis geht es darum, die eigene Identität als Konglomerat aus psychischen Fähigkeiten, Eigenschaften, Möglichkeiten, Anlagen, lebensgeschichtlichen Prägungen, Erlebens-, Denk- und Verhaltensmustern in Abgrenzung von anderen zu erkennen. In der spirituellen Selbsterkenntnis geht es darum, das eigene, mit den Anderen geteilte Wesen zu erfahren und auch Antworten auf die sogenannten „letzten Dinge" zu bekommen: Woher komme ich, wohin gehe ich, was ist der Sinn des Daseins? Für die Gnostiker ist die Suche nach sich selbst daher identisch mit der Suche nach Gott. Der griechische Theologe und Kirchenschriftsteller Clemens von Alexandrien (150-215 n.Chr.) meinte: „Die größte aller Lernaufgaben ist, sich selbst zu erkennen; wer sich selbst kennt, kennt Gott."[22] Der gnostische Weg will zu einer durch persönliche Erfahrung begründeten Einsicht in das Wesen von Mensch und Welt, zur Einsicht in unsere jenseitige Herkunft und unser jenseitiges Ziel führen, so wie der psychotherapeutische Weg zu einem erlebenden Verstehen des persönlichen Denkens, Fühlens und Verhaltens und deren lebensgeschichtlicher Zusammenhänge führt.

Für die Gnostiker ist Gott/das Göttliche reines Bewusstsein, in dem alles als Idee und Möglichkeit vorhanden ist. Alles aber auf materieller

---

21 Elaine Pagels, a.a.O., S. 15

22 Clemens von Alexandrien: Paedagogus 3,1

Ebene Erscheinende ist Präzision dieser Ideen, Emanation, Konkretion, damit aber auch Eingrenzung des All-Einen auf dieses und jenes, das dadurch polar in Erscheinung tritt. Die Gnosis bezeichnet darum die Schöpfung auch als einem Prozess der De-Generation bzw. Involution (gegenüber Evolution), einer „Runterentwicklung/Einwicklung" auf niedere Seinsebenen. Inkarnation ist Degeneration, ist Abstieg.

Als Bild dieser gnostischen Grundüberzeugung bietet sich der Kreis an. Der Kreismittelpunkt ohne Ausdehnung, ohne jeden Radius ist wie das reine Bewusstsein, das alles in sich enthält und sich seiner selbst nicht bewusst ist. Gregor von Nyssa, christlicher Bischof und Kirchenlehrer (335-394 n.Chr.), nannte dieses Paradox „Blendende Dunkelheit". Denn Licht ist so lange Dunkelheit, solange es nicht auf irgendeinen Gegenstand trifft, der es reflektiert. Genauso ist Bewusstsein unbewusst, solange es nicht aus den reinen Möglichkeiten konkrete Erfahrungen erzeugt. Der sufische Mystiker Gesudaraz (1321-1422) drückt das so aus: „Als der Prophet Gott fragte, warum er die Welt geschaffen habe, da sagte Gott: ‚Ich war ein verborgener Schatz, doch ich wollte erkannt von anderen werden. Deshalb habe ich die Welt erschaffen'. So sind die Werke des Schöpfers kein nutzloses und sinnleeres Spiel. … Er wollte von der Schöpfung erkannt werden."[23]

Aus diesem Grund beginnt der Mittelpunkt, der ohne jede Dimension und Charakteristik ist, sich auszudehnen in unzähligen Strahlen, die an der Außenseite den Kreis ergeben. Das Ur-Eine differenziert sich, Möglichkeiten werden zur Wirklichkeit, das Bewusstsein zur Erfahrung, die Omnipotenz zur Konkretion in der Schöpfung. Jeder einzelne Punkt des Außenkreises ist eine Emanation der Mitte, aber jede dieser Konkretionen ist gleichbedeutend mit der Erfahrung der Differenz, der Unterscheidung, des Getrenntseins und der Begrenzung. Aus dem Blickwinkel der Mitte ist alles eins, alles Ausdruck und Vollzug des Einen. Vom Rande her gesehen ist alles getrennt, da erscheint

---

23 Gesudaraz

auch die Mitte als etwas Anderes, vom Rand Unterschiedenes und Getrenntes. Diese unsere in Erscheinung tretende („Rand"-) Identität nennt die Gnosis „Eidolon" (Bild) oder anders ausgedrückt „Ego": das, was wir zu sein scheinen.

Mit anderen Worten: Die ganze Schöpfung, die gesamte materielle Welt, ist eine einzigartige Selbsterfahrung des reinen Bewusstseins, des Göttlichen. Jeder Mensch ist darin nicht etwa ein Objekt, nichts, was das Göttliche „benutzt", um sich selbst zu erfahren, sondern jeder Mensch ist Subjekt dieser Erfahrung. Denn jeder Mensch (und auch alles andere materiell Existierende, jeder Baum, jedes Tier, jeder Stein) ist *eine* Form, *eine* der unendlichen Möglichkeiten, in der sich das reine Bewusstsein ausdrückt, verwirklicht, erfährt. Es gibt darum auch keine Vorgaben, wie diese Verwirklichung erfolgen muss. Alles ist freie Entfaltung der unendlichen Möglichkeiten und alles wird damit zu einer bedeutsamen, wertvollen Erfahrung, die in das Ganze eingeht. Selbsterfahrung ist per se ergebnisoffen und verträgt sich nicht mit Vorgaben. So ist es auch nicht das Ziel der menschlichen Existenz, Moral zu lernen. „Soll das der Sinn eines menschlichen Wesens sein und der Sinn dieses gewaltigen evolutionären Geschehens, dass diese Wesen moralisches Verhalten lernen? Noch dazu durch eine primitive und lieblose Justiz, die man einen „strafenden Gott" nennt oder schlimme Wiedergeburt? … Es gibt keine Moral im kosmischen Geschehen. Da waltet ein tieferes und umfassenderes Bewusstsein."[24] Das einzige Ziel, dass jeder von der Mitte ausgehende Strahl hat, ist, das zu werden und zu erleben, was er/sie/es werden und erleben kann. Der Wunsch an jeden Strahl ist, dass er durchscheinend bleibt oder wird für das Göttliche, das sich als Kreativität und Liebe in ihm ausdrücken will. Jeder Strahl, der erkennt, dass er Ausdruck und Vollzug der Mitte ist, dass er mit allem anderen eins ist, ist erlöst, erleuchtet oder wie auch immer man das nennen mag.

---

24 Willigis Jäger, Suche nach der Wahrheit, Petersberg 1998, S. 115

Ein anderes Bild beschreibt es als Zusammenhang von Baum, Blättern und Früchten. Jedes Blatt und jede Frucht ist eine Emanation, ein Selbstvollzug des Baumes, etwas, das er aus sich heraustreibt. Spirituelles Erwachen findet in dem Augenblick statt, in dem das Blatt sich dieser seiner Verbindung zum Baum bewusst wird. Es blickt auf den Baum und erkennt: Ich gehöre zum Baum. Erleuchtung/Verstehen findet dann statt, wenn der Baum auf das Blatt blickt und weiß: Auch das bin ich. Meister Eckehart, der große deutsche Mystiker, beschreibt seine Erfahrung so: „Der Vater gebiert … mich als sich und sich als mich und mich als sein Sein und als seine Natur. Im innersten Quell, da quelle ich aus im Heiligen Geist; da ist ein Leben und ein Sein und ein Werk. Alles, was Gott wirkt, das ist eins; darum gebiert er mich als seinen Sohn ohne jeden Unterschied."[25]

Wie aus Dampf Wasser und aus Wasser schließlich in einer zunehmenden Materialisierung und Eingrenzung Eis wird, so werden aus dem undifferenzierten Ur-Einen die Billionen von Möglichkeiten und schließlich die konkreten Erscheinungsformen und Existenzen. Jede Phase eine zunehmende Ausdifferenzierung, aber auch Einengung – als Menschen in Erscheinung tretend eine Einengung auf den konkreten Körper mit dem konkreten Geschlecht und der konkreten Nationalität und der konkreten Genausstattung. Aus dem freien Zusammenspiel dieser Grundausstattung mit der lebendigen Wirklichkeit wird dann das je konkrete Leben, das eines Tages zu Ende geht und sich aus dieser Konkretion wieder herauslöst – in einem dreifachen Sterben, dessen wichtigster Teil die Ent-Persönlichung ist. Denn damit enden das Ich, die Trennung und so auch die Angst vor dem Tod. Wiederum eine Erfahrung, die wir in der Meditation, in den Übungen der Mystik schon im Leben machen können. Die Angst vor dem Tod entspringt letztlich dem Wunsch, das Ich zu erhalten.

25 Quint, Meister Eckehart, München 1963, S. 185

10. *Das erste Sterben: der Tod des Körpers*

„Tage vor deinem Tod, wenn noch niemand deine Sterbestunde kennt, hört dein Herz auf, Blut bis in die Spitzen deiner Finger zu pumpen. Wird anderswo gebraucht. In deinem Kopf. Im Kern deines Körpers, wo deine Lunge liegt, dein Herz, deine Leber. Auch aus den Zehenspitzen zieht sich das Blut zurück. Deine Füße werden kalt. Dein Atem verflacht. Sinne schwinden. Dein Körper leitet den Abschied vom Leben ein. …

Möglich, dass dich in deinen letzten Tagen Unruhe übermannt. Vielleicht zupfst du am Betttuch, vielleicht zeigen deine Finger in ziellose Ferne. Einige Sterbende entledigen sich ihrer Kleider. Andere wollen auf und los. Eine Geste ist häufig. Du tastest. Du fasst. Du langst ins Nichts. Erfahrene Pfleger erinnert das an Kinder im Kettenkarussell — wenn sie weit emporfliegen und sich den Wind durch die Finger fahren lassen.

Manche Sterbende — darunter oft jene, die bis jetzt nicht wahrhaben wollen, dass sie im Sterben liegen — beginnen in Bildern zu reden. Eine verlangt nach ihren Wanderstiefeln. Einer fürchtet, seinen Zug zu verpassen. Andere bestellen mit letzter Kraft auf dem Sterbebett Kataloge für eine Weltreise. Sie nennen es die Symbolsprache Sterbender. Auch sie schwindet. Du wirst schläfriger. Du schläfst nachts, du schläfst tags. Das Gefühl für Zeit ist dir entglitten.

Dein Bewusstsein driftet. Mal bist du hier, mal bist du fort. Den Menschen um dich kommt es vor, als seiest du immer schwerer aus deinem Schlaf zu erwecken. Wenn du weniger und weniger getrunken hast, glei-

tet dein Körper in einen Zustand des Wassermangels, den viele Ärzte auf Palliativstationen als natürlich für Sterbende betrachten: Dein Puls wird langsamer, dein Urin weniger. Dir wird seltener übel, du musst seltener brechen. Dein Körper schüttet Botenstoffe aus, die Schmerzen dämpfen.

Dämmer überkommt dich. Kaum mehr möglich, die Dinge mit dem Auge zu fixieren. Du wirkst fern, so fern. Sie vergleichen diese Veränderung mit vielen Bildern. Ein Gang in die Nacht, bis sich deine Silhouette im Dunkel verliert. Ein Foto, das im Zeitraffer verblasst. Die Sonne, wie sie versinkt. Ein verlöschendes Licht. Nichts davon trifft es wie der Ausdruck der Ärzte. Sie sagen: Du trübst ein.

Das heißt nicht, dass du jedes Bewusstsein verlierst. Deine Haut spürt noch, wenn jemand über sie streicht, dein Ohr hört. Aber dein Körper ist so schwach, dein Geist in solcher Ferne, dass manche Pfleger sagen, Eintrüben sei ein Schritt in ein Andersland. Es kommt vor, dass Sterbende dabei Menschen zu sehen glauben, die sonst niemand sieht.

... Ab jetzt bist du mit dir allein. Das bedeutet nicht: einsam. Du kannst deine Freunde um dich haben, deine Familie, die ganze weite Welt, es ist gleich. Du stirbst allein. So, wie du allein atmest. So, wie du allein träumst. ...

Du atmest flach, vielleicht schon Wochen, vielleicht erst Tage — jeder Atemzug nur noch ein sanfter und seichter Austausch von Atemluft. Deine Atmung ist mächtig. Achtet im Leben nur kaum einer drauf. Wenn du schläfst, wiegt sie dich, Atemzug um Atemzug, tief und regelmäßig. Wenn du wachst, trägt sie dich, in Ruhe, unter Belastung, am Ende aller Kräfte — der einzige lebenswichtige Vorgang deines Körpers, der nicht allein automatisch abläuft, sondern den du auch bewusst steuern kannst. Nun ändert sie sich. ...

Du nimmst neue Atemmuster an. Es gibt einige. Viele Sterbende wechseln in die Cheyne-Stokes-Atmung. Kann sich kein Mensch merken, auch kein Arzt, deswegen lernen sie solche Wort-Ungetüme im Studium mit Eselsbrücken wie dieser: Erst ist der Atem scheyn, und dann stokt er. Deine Atemzüge, anfangs tief, flachen ab, bis dein Atem stockt, eine deutliche Pause macht, mit einem tiefen Seufzer wieder einsetzt. Tiere im Winterschlaf atmen so. Und Menschen, die sterben.

Durch deine wachsbleiche Haut schimmern dunkel die Blutbahnen, deinen Gliedern den Anschein von Marmor gebend. An deinen Fingern und Zehen färben sich die Nagelbetten bläulich, vielleicht auch deine Kniescheiben, vielleicht deine Mundwinkel — Zeichen, wie wenig dein Blut noch in dir zirkuliert.

Schwäche sperrt dir den Mund auf, deine Wangen fallen ein. Deine Augen liegen tief in ihren Höhlen. Deine Nase ragt spitz über deinen offenen Mund. Dein Kinn, spitz. Das Hippokratische Gesicht. In alter Zeit war dies das Zeichen für den Arzt, seine Arbeit einzustellen. Ab diesem Augenblick übernahm der Priester. ... Dein Schluckreflex verebbt, und in der Tiefe deines Rachens sammelt sich Speichel. Wenn du atmest, streicht dein Atem durch dieses Sekret, bringt es zum Schwingen, ein brodelndes Geräusch entsteht. Klingt ein bisschen wie ein Kind, das mit dem Strohhalm den letzten Rest Limo aus einem Glas saugt. Das Todesrasseln.

Die Spannung deiner Muskeln schwindet. Dein Auge bricht. Deine Organe stellen den Dienst ein. Der radikale Übergang eines lebendigen Wesens in tote Materie. Aus der Sicht der Mathematik folgt er einer superkritischen Hopf-Bifurkation, einem Modell der Chaostheorie, das beschreibt, wie ein Gleichgewicht seine Stabilität verliert. Ärzte sagen dazu, einfache Antworten hätten alle gern.

Dein Kinn krampft sich zusammen, du schnappst nach Atem, die Menschen an deiner Seite glauben, das war dein letzter Atemzug. In der Regel kommt dann noch einer. Dann ist es so weit. Du atmest dein letztes Mal. Zwei, drei Augenblicke noch pulsiert deine Halsschlagader. Dann setzt dein Herzschlag aus. ... Gewöhnlich beginnt die Aktivität deines Gehirns nach zwanzig bis dreißig Sekunden zu erlöschen. ... Und dann bist du tot!“[26]

---

26 Roland Schulz, Ganz am Ende, in: Süddeutsche Zeitung Magazin, 16. Juni 2016

Es ist ein andachtsvoller Moment, wenn ein Mensch so sein Leben aushaucht, ein Moment, der Ruhe, Stille und Behutsamkeit im Umgang mit dem Körper des Verstorbenen verlangt. Ein Moment, der sich nicht mit dem Anwerfen der Rückholmaschinerie verträgt und auch nicht mit den hektischen Vorgängen, die das Ausschlachten des Körpers vorbereiten. Wer vorbereitet stirbt, wird ja nicht getötet, er begibt sich in den Tod. Er kämpft nicht dagegen, er umarmt ihn, so wie es in dem ergreifenden Schlusschor der Kantate „Ich will den Kreuzstab gerne tragen“ (BWV 56) von Johann Sebastian Bach heißt: „Komm', oh Tod, du Schlafes Bruder, komm' und hole mich nur fort. Löse meines Schiffleins Ruder, bringe mich in sich'ren Port. Es mag, wer da will, dich scheuen. Du kannst mich viel mehr erfreuen. Denn durch dich komm' ich hinein zu dem schönsten Jesu mein.“

11. Das zweite Sterben: die Auflösung des Körperfeldes

Nun sind Sie also tot – und doch nicht tot. Nur der Körper ist tot, er steht nicht mehr zur Verfügung. Das Sterben aber geht weiter. Der Tod des Körpers allein verwandelt uns noch nicht in ein höheres Bewusstsein oder eine höhere Seinsform. Wer vorher schon gelernt hat, sich nicht mit dem Körper und der körperlichen Existenz zu identifizieren, wird das Verlassen des Körpers wohltuend wie das Ablegen beengender Kleidung erleben. Er ist nun frei, frei von den Gesetzen der Materie, frei von Raum- und Zeitdimensionen. Sie können sich jetzt überall hinbewegen, in Lichtgeschwindigkeit sozusagen. Sie brauchen sich nicht mal zu bewegen, denn Sie kommen überall wie von selbst hin. Die Materie leistet keinen Widerstand mehr, Sie können jetzt durch Wände gehen. Manche Verstorbene suchen in dieser Phase Menschen und Orte auf, die ihnen im Leben wichtig waren, um sich von ihnen zu verabschieden. Zahllos sind die Berichte derjenigen, die eine solche „Erscheinung“ hatten, einen Menschen gesehen haben, von dem sie später erfuhren, dass er hunderte Kilometer entfernt just zu diesem Augenblick verstorben war.

Erfahrungen legen nahe, dass Verstorbene sich noch rund zwei Stunden im Umkreis der Leiche aufhalten und alles sehen, hören, wahrnehmen können, was dort geschieht. Auch das spricht dafür, Verstorbenen und ihrer Leiche in diesem Zeitraum Ruhe zu gönnen, achtsam zu reden und achtsam mit dem Leichnam umzugehen. Ich selber habe diese Zeiten immer genossen als eine weitere Möglichkeit, mit der Seele der Verstorbenen zu sprechen: meine Dankbarkeit für gemeinsame Zeiten und Erfahrungen auszudrücken, Versöhnliches zu sagen, wo noch etwas offen war, Ermutigendes für den weiteren Weg mitzuteilen, meine Trauer über den Fortgang zu benennen, aber auch, dass ich ihm/ihr jetzt den Frieden gönne und dass wir Zurückbleibenden noch unsere Aufgaben hier haben und damit zurechtkommen werden. Es ist kaum zu glauben, wie wichtig es für Sterbende/Verstorbene ist, zu hören, dass sie gehen dürfen. Wichtig ist daher auch, dass ich in dieser Zeit den Körper eines Verstorbenen genauso loslassen muss wie er selbst auch. Immer wieder bekomme ich von Angehörigen voller Selbstvorwürfe zu hören: Die ganze Zeit war ich da, nur einmal kurz auf der Toilette oder einen Kaffee ziehen, und genau in der Zeit ist er/sie verstorben. Ja, genau in dieser Zeit, weil in dieser Zeit niemand mehr festhielt – die Hand nicht, den Körper nicht, den Sterbenden nicht. Sie nutzten einfach diese Lücke, um gehen zu können.

Als wir geboren wurden, ins Leben kamen, wurden wir von der Mutter entbunden. Jetzt steht wieder „Ent-Bindung“ an. Wir müssen unsere Bindung an den Körper zurücknehmen, unsere Bindung an dieses Leben, an Menschen, die wir lieben, an Orte, Aufgaben, Themen, die uns bedeutsam waren, an Sachen, die wir gerne noch gemacht oder erlebt hätten. Kurzum: Wir müssen uns von allem entbinden, was uns an dieses Leben binden würde, was Anhaftung an die materielle Welt und das Vergängliche bedeuten würde. Und wie die erste Entbindung kann auch diese Entbindung leichter oder schwerer fallen, kürzer oder länger brauchen. Je mehr wir die Abschiede schon vorher geübt und geleistet haben, desto leichter wird uns jetzt das Fortschreiten gelingen. Zumal uns in diesem Moment Wesen der Anderswelt (Ahnen, Engel, Geistwesen, Krafttiere, vorangegangene Verstorbene) helfen wollen, die Lösung aus dem materiellen Feld zu vollziehen und in das Licht zu gehen – wenn wir diese Hilfe annehmen.

Die verschiedensten Kulturen wissen offenbar darum, dass der Tod zunächst die Fortsetzung des Lebens unter anderen Dimensionen ist: Es gibt weiterhin Entwicklungsaufgaben, die wir bewältigen müssen. Kennen wir sie, können wir sie mit Freude angehen, uns mit spielerischer Neugier und Zuversicht auf die „Jenseitsreise" begeben. Viele Kulturen haben dazu Totenbücher entwickelt, die die Phasen nach dem Tod und die damit verbundenen Aufgaben beschreiben. Bücher, die schon vor dem Tod als Vorbereitung meditiert werden konnten und die nach dem Tod des Körpers den Verstorbenen noch eine ganze Zeit lang vorgelesen werden, um die Entwicklung der Seelen zu unterstützen und zu fördern. Am bekanntesten sind das ägyptische und das tibetische Totenbuch.

Das ägyptische Totenbuch „Amduat" schildert diesen Entwicklungsweg als Mitfahrt in der Barke des Sonnengottes Re auf seinem nächtlichen Weg durch die Unterwelt. Jede der zwölf Nachtstunden gleicht darin einer Pforte, die der Verstorbene durchschreiten muss, um das dazugehörende Thema zu lösen. Bis zur letzten Stunde muss die Seele gegen Seth kämpfen, gegen die Macht, die die Seele wieder im Stofflichen gefangen setzen will. Das Totenbuch ist ein symbolischer Reiseführer zur Orientierung, um zu verstehen, was im Tod passiert, und das Richtige zu tun. Dem Sterbenden wie dem Verstorbenen sollen die idealen Bilder einer ungehinderten und erfolgreichen Reise eingeprägt werden, damit er die verwirrenden und beängstigenden Bilder bewältigen kann, die nun vor ihm auftauchen und letztlich nur seinem Schatten entspringen.

Das tibetische Totenbuch „Bardo Thödol" beschreibt verschiedene nachtodliche Zustände, die auch schon in der Meditation erfahren werden können. Ihm geht es ebenfalls darum, dass die Seele diese Erfahrungen erkennen, verstehen und lösen kann, um sich aus dem Rad der Wiedergeburt zu befreien. Im Augenblick des Todes erscheint dem Verstorbenen das helle Ur-Licht, das reinste Licht der Erkenntnis. Dem Unvorbereiteten leuchtet es ein Fingerschnippen lang, dem Vorbereiteten etwa die Zeit einer Mahlzeit. Danach beginnt wieder eine Verdunkelung des Bewusstseins, in der das Vorlesen des Totenbuches hilft, die dann folgenden Erfahrungen zu verstehen und zu bewältigen.[27]

Alle Totenbücher wissen also um den mächtigen Sog der Anhaftung, um den mächtigen Sog zurück zur materiellen Existenz. Und sie wissen ebenso um die mögliche Verwirrung, wenn jetzt das Bewusstsein von Erinnerungen, Eindrücken, Erkenntnissen überflutet wird. Unabhängig von den verwendeten Symbolen und Bildern gilt: So wie der Lebensbeginn nach dem gnostischen Verständnis eine zunehmende Konkretisierung, Eingrenzung, Einwicklung des Alles-was-sein-kann in eine materielle Erscheinungsform ist, ist das Sterben ein Prozess der Entgrenzung, der Evolution, der Auswicklung aus dieser Form, in deren Verlauf eine neue Einwicklung oder die endgültige Befreiung aus jeder Eingrenzung und Trennung erfolgen kann. Je früher man alle Formen als Täuschung, als Vorübergehendes, als Eingrenzung verstanden hat, desto leichter wird einem dieser Prozess der nachtodlichen Evolution fallen.

Das zweite Sterben besteht also darin, sich zu entbinden, sich aus dem Gravitationsfeld der materiellen Formwerdung, aus dem Körperfeld herauszulösen und sich als immaterielles Bewusstsein zu erfahren. Wer lange meditiert hat, kann diese Erfahrung schon zu Lebzeiten machen, er kennt und versteht sie. „Das Durchbrechen der Kette von Begierde, Tod und Wiedergeburt war daher das Hauptziel der gnostischen Bewegung.“[28] Die vorbereitete Seele sagt ja zum Tod, ja zur Lösung aus dem Körper, ja zum Licht, von dem sie eine überaus wohlwollende, liebevolle und friedvolle Einladung verspürt.

Wer sich im Leben aber noch nie besondere Gedanken über das Sterben und die nachtodlichen Vorgänge gemacht hat, der erlebt nach dem Tod des Körpers Verwirrung. Der schaut erst einmal auf seinen dalie-

27 Wer sich damit mehr beschäftigen will, dem sei empfohlen: Dominique Viseux, Das Leben nach dem Tod in den großen Kulturen, München 1994

28 Dominique Viseux, a.a.O., S.37

genden Körper und versteht die Spaltung nicht. Und diese Verwirrung wird noch vergrößert durch die Erfahrung, dass die anderen nicht mehr auf das reagieren, was er sagt, nicht mehr auf Ihre Berührungen reagieren. Ja, dass Sie sogar durch ihn hindurchgehen, ohne ihn zu bemerken. Je mehr sich einer im Leben über das Materielle identifiziert hat, je mehr er sich höheren Kräften und Dimensionen gegenüber verschlossen hat, je mehr er davon überzeugt war, dass mit dem Tod alles aus ist, desto weniger begreift er das nun Anstehende. Er steht sozusagen im Dunkeln, weil er das Licht in seiner Bedeutung nicht erkennen kann oder sogar verleugnet.

Auch Unfallopfer, Opfer von (Kriegs-)Gewalt, Naturkatastrophen und Infarktopfer haben in diesem Moment Schwierigkeiten, weil sie ohne jede Vorwarnung plötzlich aus ihrem Leben herausgerissen wurden und dadurch oft gar nicht realisieren, dass ihr Körper nun tot ist. Sie bleiben dann lange noch am Sterbeort oder versuchen, zu ihren Familien zurückzukehren und begreifen nicht, warum niemand mehr sie wahrnimmt. Wer sich noch nie mit den nachtodlichen Möglichkeiten vertraut gemacht hat, der versteht nicht, was jetzt los ist und was er jetzt tun muss. Wer sich noch nie bewusstgeworden ist, dass er mehr ist als diese vorübergehende Erscheinung als Hans Schmitz oder Liese Müller, wer also mit seinem Körper und seiner jetzigen Existenz identifiziert ist, der wird einen starken Sog zu seinem Körper empfinden und versuchen, wieder in ihn zurückzukehren, um das unterbrochene Leben fortzusetzen. Das aber ist nach dem Tod des Körpers nicht mehr möglich.

Folglich empfindet ein so Verstorbener trotzdem einen starken Drang, dieses Leben irgendwie fortzusetzen. Ich habe schon viele Seelen weitergeleitet, die unter solchen Umständen mit dem Tod ihres Körpers haderten und der Meinung waren, dass ihnen das Leben noch etwas schuldig sei – Zeit, Genuss, dieses und jenes Erleben, die Erfüllung offener Wünsche. Es gibt aber auch noch andere Energien, die Seelen binden und wieder ins materielle Leben ziehen. Alles, an das wir uns im Leben gebunden haben, kann diese Energie haben, aber auch alles, das wir noch nicht gelebt haben und leben wollten. Das können beispielsweise Menschen sein – Ehepartner, Kinder –, für deren Glück man sich noch verantwortlich fühlt und die man vor irgendetwas beschützen will. Das können Tiere sein, die einem ans Herz gewachsen sind. Das kann Sexualität sein, ein unvollendeter Plan, jede Sucht, von der man im Leben schon nicht loskam, aber auch, etwas noch lernen und erfahren zu wollen. Alles, was wir begehrten und begehren, führt zur Anhaftung: Wir wollen es haben, besitzen, erleben, nicht loslassen. „Für Basilides (ein Gnostiker, der um 110-120 n.Chr. in Alexandria lehrte) war der Einzug der Seele in immer neue Körper die Folge … ihres unersättlichen … Begehrens. Jede Begierde, einschließlich des Drangs nach höchster Erkenntnis, nach Gnosis, war eine Ursache des Leidens und erzeugte im Dasein nach dem Tod den Wunsch, sich wieder zu verkörpern.“[29]

Wer die Aufgabe der Entbindung, der Herauslösung aus dem Gravitationsfeld der materiellen Formen nicht annimmt, der bleibt an dieses Leben gebunden. Weil aber die Seele nicht in den eigenen Körper zurückkehren kann, versuchen solche Verstorbene, ihr Begehren über andere noch Lebende auszuleben. Sie bleiben auch ohne Körper erdgebunden und holen sich die dazu erforderlichen erdhaften Energien, indem sie an Lebende andocken und deren Energien mitnutzen. Manche haften dann Angehörigen der eigenen Familie an, anderen Menschen, zu denen aufgrund gemeinsamer Interessen, Lebenshaltungen und Begierden eine Affinität besteht. Wieder andere haften Orten an. Manch einer kennt Orte, an denen es ihn gruselt, an denen man einfach eine ungute Energie empfindet. Und manch einer kennt das Gefühl, als ob noch jemand in der Wohnung oder im Haus sei. Als wir vor vielen Jahren für einige Jahre in einem mehr als 500 Jahre alten Bauernhaus in Österreich lebten, hatten wir häufig das Gefühl, dass jemand anwesend ist, hinter uns steht, Schatten und flüchtige Bewegungen aus dem

29 Dominique Viseux, a.a.O., S.36

Augenwinkel. Meine Frau „sah“ dann einmal eine alte Bauersfrau im Sessel sitzen oder sie bei der Gartenarbeit beobachtend. Offenbar wollte hier jemand wissen, was in „seinem“ Haus passierte und ob es in guten Händen war. Anscheinend war diese Seele mit unserem Tun einverstanden und ich konnte sie zum Gehen überzeugen.

So wie ein Verstorbener durch Wände gehen kann, kann er sich auch in Lebende hineinbegeben. Er wird dann zum ungebetenen „Untermieter“, der nicht nur Energien raubt, sondern zudem auch noch Verwirrung stiftet, weil die „Wirte“ nicht mehr unterscheiden können, ob Stimmungen und Wünsche authentisch Eigenes sind oder vom ihnen nicht bewussten Untermieter kommen. Unerwünschte Gedanken und Impulse, scheinbar unbegründeter Groll, Launen und Reizbarkeit, leidenschaftliche Ausbrüche, plötzliche Existenzängste und anderes mehr lassen sich dadurch erklären. Schon oft konnte ich durch das Wegleiten solcher Untermieter einen schlagartigen Stimmungs- und Verhaltenswechsel bewirken. Plutarch, ein antiker griechischer Schriftsteller (45-120 n.Chr.), schreibt: „Gewisse herrschsüchtige Dämonen suchen sich zur Befriedigung ihrer Gelüste eine noch im irdischen Körper lebende Seele; da sie (als körperlose Geistwesen) ihren irdischen Leidenschaften anders nicht mehr Genüge verschaffen können, reizen sie Menschen auf zu Aufruhr, Wollust, Eroberungskriegen und erreichen auf diese Weise das, wonach es sie gelüstet.“[30] Wir brauchen bei anhaftenden Seelen nicht gleich an mittelalterliche Horrorbilder oder neuzeitliche Horrorfilme über Besessenheit zu denken. Es sind einfach verwirrte und darum herumirrende Seelen bei dem Versuch, ihr Leben fortzusetzen, obwohl sie nicht mehr wirklich am Leben teilhaben können. Beide Seiten verdienen darum Befreiungsarbeit, die einen zur Erlösung von Untermietern und damit verbundenen Stimmungen, Impulsen und Gedanken und die anderen zur Erlösung aus der Verwirrung, damit sie ins Licht gehen können.

---

30 Wickland, Dr. med. Carl, Dreißig Jahre unter den Toten, Darmstadt 1957, S.33

Was in Plutarchs Beschreibung aber auch anklingt, ist ein Hinweis darauf, dass es noch eine andere Art erdnah bleibender Seelen gibt, die er Dämonen nennt. Das sind jene, die völlig blind oder verschlossen für alles Lichtvolle auf jene Ebene gekommen sind und an ihrer Selbstsucht festhalten. Oder jene, die überzeugt sind, dass ihnen im Leben Unrecht angetan worden ist, und darum weiterhin Hass empfinden und auf Rache aus sind. Solche Seelen wollen zerstörerisch wirken. Sie weigern sich auch bei aller angebotenen Hilfe, ins Licht zu gehen. Sie brauchen darum eine klare Grenzziehung, um die Lebenden in Ruhe zu lassen. So etwas hat man früher in der Kirche unter Exorzismus verstanden. Aber auch hier können wir uns getrost von dramatischen Spielfilmbildern verabschieden. Ein Kämpfen ist dennoch oft notwendig, um diese Seelen aus ihrem „Untermietverhältnis" zu vertreiben und in die Schranken zu weisen.

Die Seelen derer, die durch Suizid aus dem Leben geschieden sind, erleben nach dem Tod des Körpers eine arge Enttäuschung: nämlich die, dass sich durch den Suizid nichts an ihrer Befindlichkeit geändert hat. Denn – wie schon geschrieben – der Tod des Körpers allein macht aus uns noch keine anderen Personen, er katapultiert uns nicht in höheres Bewusstsein. Der Suizid hat also nichts verbessert, die zu ihm führenden Themen sind ungelöst/unerlöst geblieben und binden damit ebenfalls an das gerade beendete Leben. Das ist besonders dann der Fall, wenn der Suizid mit Schuldzuweisung verbunden ist – die angebliche Schuld derer, derentwegen man den Suizid begangen hat, aber auch seitens der Zurückbleibenden die angebliche Schuld der Suizidanden, die ihnen so etwas angetan haben. Suizidale bleiben dann oft in Selbstvorwürfen gefangen und können in ihrer Erregung angebotene Hilfe nicht wahr- und annehmen. Oder sie bleiben so lange erdgebunden, wie ihr Leben unter normalen Umständen noch gedauert hätte. Auch der sogenannte „selbstbestimmte" Tod gehört in diese Kategorie. Denn er will etwas vermeiden, vor dem Sterbende Angst haben: Abhängigkeit, den langsamen Tod, den Verlust der Kontrolle oder Würde, Schmerzen. So verständlich und nachvollziehbar derartige Ängste sind, die sie verursachenden Themen sind aber damit nicht gelöst. Es geht in allen Fällen von Suizidalität also noch um Nachreifung. Die wird keiner Seele verweigert, denn alles wird aus dem Blickwinkel grenzenloser Liebe betrachtet.

Noch eine weitere Gruppe erdnaher Seelen muss erwähnt werden. Das sind diejenigen, die aus Angst vor Strafe nicht weitergehen. Vielen wurde im Zuge ihrer religiösen Sozialisation die Vorstellung eines aufrechnenden und strafenden Gottes eingeprägt. Je stärker und unreflektierter einer mit diesen Ängsten programmiert wurde, desto schwerer fällt ihm das Vertrauen, desto eher flieht er vor dem Licht, weil er es als aufdeckend, entlarvend empfindet und die Strafe fürchtet. Ich kann an dieser Stelle nur aus meiner ganzen spirituellen Erfahrung versichern, dass Gott/das Licht reine Liebe ist. Schon der Jesus der Bibel erklärt, dass Gott kein Richter sei, sondern ein Arzt. Er will also nicht aufdecken, anklagen, bestrafen, sondern heilen. Und diese Heilung heißt nichts anderes, als dass jemand fähig wird, die göttliche Liebe anzunehmen und weiterfließen zu lassen; dass jemand sich öffnet für das Bewusstsein, Vollzug des Göttlichen zu sein.

Die Arbeit mit Verstorbenen in diesem Zwischenzustand gleicht daher einer Therapie. Zunächst müssen diese Seelen akzeptieren, dass ihr Körper tot und eine Rückkehr ausgeschlossen ist. Dann müssen sie verstehen, was sie an das Leben hier bindet, und erkennen, dass sie ihre Wünsche auf diese Weise nicht erfüllen können, sondern damit sich selbst und anderen, den Lebenden, schaden. Oder sie müssen Vertrauen fassen und erkennen, dass ihre Ängste unbegründet sind. Schließlich müssen sie bereit werden, das Körperfeld loszulassen und weiterzugehen und dabei die Hilfe der Wesen aus der Anderswelt anzunehmen. Die eine Seite der Medaille ist, dass wir durch den Tod des Körpers nicht automatisch zu anderen Persönlichkeiten werden (z.B. liebevoller, ausgeglichener) oder bessere Befindlichkeiten erleben (Zufriedenheit, inneren Frieden) als vor dem Tod. Die andere Seite der

Medaille aber ist, dass wir auch nach dem physischen Tod noch reifen und uns weiterentwickeln können.

Noch eine kleine Warnung zum Schluss: Wer versucht, Verstorbene zu rufen, zu pendeln und sonstwie Informationen aus dem Jenseits zu bekommen, wird in der Regel nur zu solch erdnahen Seelen vordringen. Das erklärt die Banalität ihrer Aussagen, die offensichtlichen Täuschungen, denen man immer wieder erliegt, und den Unsinn, der meist in diesen Informationen steckt, aber auch das Körnchen Wahrheit, das aufgrund dieses Zwischenzustandes in den Informationen manchmal enthalten ist.

12. *Das dritte Sterben: die Auflösung des Personfeldes*

Ihr Körper ist tot, Sie haben den Tod akzeptiert oder sogar begrüßt. Sie haben sich deshalb aus der Form entbunden, sich aus dem Feld der körperlichen Existenz gelöst und auch dem eventuellen Sog widerstanden, wieder zu einer Form zu werden. Sie bewegen sich nun frei in Raum und Zeit. Aber Sie existieren immer noch als Person, auch wenn Sie nicht mehr an deren Grenzen gebunden sind. Denn wir identifizieren uns ja nicht nur mit unserem Körper, unserer Geschlechts- und ethnischen Identität. Unsere Identität beziehen wir wesentlich auch aus unserer sozialen und biographischen Identität, aus unserer Gewordenheit, aus unserer Lebensgeschichte; aus dem, was wir erlebt haben, aus dem, was wir an Eigenschaften und Talenten haben, aus der Art, wie wir empfinden und denken, aus dem, was wir getan, unterlassen, gelebt haben, aus dem, was uns in unserem Selbstverständnis wie auch in den Augen der anderen unverwechselbar zu uns macht. „Das bin ich!", sagt uns unser Selbstverständnis, unser Ego. „Das alles ist Schein, ist vorübergehend", hat uns schon lange unser stiller Beobachter vom Ufer her zugeflüstert.

Nun verfeinert und erweitert sich unser Bewusstsein. Das beginnt mit einem Blick auf das gerade hinter uns liegende Leben. In verschiedenen kulturellen und religiösen Nachtodesvorstellungen ist das der Moment des Gerichtes und des Abwägens der Seelenqualität. Vom

Ergebnis dieser „Prüfung“ ist dann der weitere Weg abhängig. Nehmen wir auch das als Bild, dann geht es hier nicht um ein Be- und Verurteiltwerden von außen, etwa durch einen göttlichen Richter, sondern um ein Selbstgewahrwerden. Wir verstehen unser gerade zu Ende gegangenes Leben und können uns unseres wahren Wesens gewahr werden. Vom Grad unseres erreichten Bewusstseins und von der Achtsamkeit für das Aufleuchten der Wahrheit wird es dann abhängen, ob wir weiter in diesen Verfeinerungsprozess gehen oder ob sich unser Bewusstsein erneut für Materialisation entscheidet. Auch aus Nahtodeserfahrungen berichten Betroffene, ihr ganzes Leben oder auch nur wichtige Momente daraus seien noch einmal wie ein Film vor ihnen abgelaufen und die Nahtodeserfahrung habe ihnen alle Angst vor dem Tod genommen. Vor einem göttlichen Richterspruch brauchen wir also keine Angst zu haben. Aber es ist unbestreitbar: Wer Angst erzeugen kann, besitzt ein höchst wirkungsvolles Machtinstrument. Wer Angst vor einem jenseitigen göttlichen Gericht und dessen Urteilen und Strafen erzeugen kann, erst recht. Wer dann noch ein Allheilmittel wie Mitgliedschaft, Taufe, Beichte oder Ablass anbieten kann, hat gewonnen.

Die Verfeinerung und Erweiterung unseres Bewusstseins und damit auch der Lebensrückblick können sich aber schon im Einflussbereich jenes unbeschreiblich liebevollen, friedvollen und heilsamen Lichtes abspielen, im Einfluss der göttlichen Liebe, die Arzt ist und nicht Richter. Der Blick auf unser gewesenes Leben ist daher der milde, therapeutische Blick, der verstehen will und alles in größeren Zusammenhängen erkennen kann. Ich glaube sogar, dass wir diesen Rückblick mit dem gleichen Amüsement vornehmen können, wie wir uns einen Film über uns als Kinder oder Jugendliche oder junge Erwachsene anschauen und aus der zeitlichen Distanz herzhaft darüber lachen, wie wir uns damals gekleidet, gegeben und geredet haben, ohne es uns aus der heutigen Warte vorzuwerfen. Oder aber wir schauen mitfühlend auf die Not, in der wir damals vielleicht waren. Ich kann mich noch gut daran erinnern, wie ich einmal eine Geschichte, für die ich mich vor mir selbst sehr schämte, mit einem älteren erfahrenen Kollegen durchsprechen konnte. Sein wohlwollender, milder, Verstehen suchender Blick darauf war für mich eine große Befreiung von Scham- und Schuldgefühlen, die mir dadurch wirklich zur Selbstklärung verhalf.

Und so, wie wir lachend oder mitfühlend im Anschauen der alten Filme froh sind, dass wir nicht auf einzelne Momente der Vergangenheit festgelegt werden, werden wir jetzt erkennen, dass wir nicht einmal auf dieses eine jetzt gerade beendete Leben festgelegt werden können. Denn das dritte Sterben besteht darin, dass wir uns jetzt auch aus dem Personfeld lösen, aus der Eingrenzung dieses einen historischen Lebens und der Identität als N.N., geboren dann und dann in hier und da. Wer schon früher auf seinen stillen Beobachter gehört oder gar in der Meditation die Identitätsauflösung erlebt hat, der wird sich mit Leichtigkeit und Freude auch in diese Aufgabe ergeben. In der zunehmenden Identifikation mit dem wahrnehmenden Bewusstsein überwinden wir die Identifikation mit der historischen Person, überwinden wir die Trennung und erleben die Allverbundenheit. Alles ist eins und alles ist gleichzeitig, wie die Sonne ihre Strahlen gleichzeitig in alle Richtungen sendet, ohne dadurch aufzuhören, Sonne zu sein. Das Bewusstsein identifiziert sich nicht mehr als einzelner Wassertropfen, es erkennt, dass es das Meer ist, sich in ständig neuen Wellen vollziehend.

In diesem evolutionären Prozess der weiteren Entbindung kann uns, losgelöst aus der Form des Körpers und der historischen Person, die wir waren, bewusst werden, dass dieses unser Bewusstsein sich auch in anderen Formen ausdrückt oder ausgedrückt hat. Jetzt sind wir nicht mehr Singular, sondern Plural, ein Konglomerat unterschiedlichster Erfahrungen, die sich auf der Seite des Lebens wie auf der Seite des Todes abspielen. Man mag das mit dem Konzept der Reinkarnation verstehen oder dadurch, dass sich das Sein an all die aus ihm entstehenden und vergehenden Formen erinnert. Wahrscheinlich trifft wieder beides zu so, wie das Licht als Welle und Teilchen erscheinen kann, je nachdem, aus welchen Konditionen heraus ich darauf blicke. Ich habe viele Erfahrungen gemacht, die für das Konzept der Reinkarnation sprechen.

So erzählte mir einmal eine Kursteilnehmerin von einer Bergwanderung, die sie mit ihrem kleinen Sohn unternommen hatte. An einer Stelle sagte er, hier sei er schon einmal gewesen und habe gekämpft und sei gestorben, und er beschrieb eine Holzhütte. Spätere Recherchen ergaben, dass tatsächlich an dieser Stelle im Krieg ein Partisanenunterstand war und mehrere Partisanen dort in einem Gefecht getötet worden waren. Eine Patentochter von uns sagte als Vorschulkind einmal unvermittelt: „Ihr nennt mich N., aber in Wahrheit heiße ich Katharina." Kurz darauf spielte sie im Urlaub am Strand. Ein anderes Kind fragte sie nach ihrem Namen. Sie antwortete: „N.", darauf sagte das andere Kind: „Nein, du heißt Katharina". Mein Schwager erzählte dem kleinen Sohn eines Freundes von seiner Bundeswehrzeit. Darauf fing der Kleine an zu weinen und sagte, er wolle nie mehr Soldat werden, und erzählte dann detailliert von seinem Einsatz als englischer Soldat. Ich selber habe einmal mit Hilfe einer hellsichtigen Kollegin einen Einblick in eine frühere Existenz von mir bekommen, die mir wie eine Folie erschien, auf deren Hintergrund ich mein jetziges Leben als eine Art Wiederholung verschiedenster Aspekte und Themen unter anderen Umständen mit besser gewählten Lösungen verstehen konnte, dazu noch überaus kunstvoll verbunden mit Themen meiner Frau aus einer ihrer früheren Existenzen.

Aber es sind nicht nur solche Erfahrungen, die für das Konzept der Reinkarnation sprechen, sondern auch die Erfahrung, dass wir „Altlasten" mit uns herumschleppen: ungelöste Themen, die sich ständig wiederholen; Verstrickungen mit anderen Seelen; Bann und Flüche, die sich über Generationen bis in dieses Leben auswirken; „Seelenverträge", die wir eingegangen sind, „Seelenverkäufe", die wir getätigt haben; negative Seelen, die uns mal in den Fängen hatten und darum immer noch beeinflussen wollen. Vieles in unserem Leben lässt sich als Auswirkung solcher energetischer Felder und Dynamiken verstehen, aber auch auflösen. Die Gnosis spricht davon, dass wir im Laufe unseres Daseins „Schlacken" ansetzen, von denen wir spätestens nach dem Tod gereinigt werden müssen. Aber sie sagt auch: Kein Diamant, der in den Dreck fällt, verliert dadurch an Wert. Ich selbst benutze gerne das Bild des Lampenschirms: In allem, was existiert, ist das göttliche Licht anwesend; aber der Lampenschirm, das ist die konkrete Person und Existenz, kann dieses Licht bis zur Schwärze verdunkeln oder es in wunderschönen Farben und Mustern zum Leuchten bringen. Verschmutzte Lampenschirme müssen und können dann wieder gereinigt werden. Das sogenannte Fegefeuer beschreibt als Bild diesen Reinigungsvorgang – es ist keine Strafe, sondern die Möglichkeit, die notwenige Arbeit der Selbstklärung auch nach dem Tod des Körpers noch zu leisten. Denn das Feuer ist seit eh und je ein Symbol für den Vorgang der Transformation.

Aber ich habe auch Erfahrungen, die dieses Konzept der Reinkarnation als ein Steckenbleiben im Personfeld erscheinen lassen. Vielleicht ist es ja so, dass wir, frei von der einen Form, uns frei fühlen für andere Formen und uns auch noch in anderen Formen ausdrücken und erfahren wollen, dass wir noch Themen lösen müssen, ehe wir uns ganz aus dem Personfeld lösen können. Vielleicht ist es abhängig von dem Bewusstseinsgrad, den wir zum Zeitpunkt des Todes erreicht haben. Wer im Bewusstsein des (gnostischen) Kreisrandes stirbt, den zieht es gleich wieder in die Form zurück. Wer im Bewusstsein auf einem Punkt des Strahles stirbt und der Idee der Entwicklung, des Lernenmüssens und -wollens anhaftet, der wird sich wieder auf einem Strahl in die Formwerdung begeben. Wer im Bewusstsein der Kreismitte stirbt oder dafür offen und bereit ist, der wird als reines Bewusstsein alle Erfahrungen in sich haben.

Der lateinische Begriff *persona* bedeutet Maske und stammt vom Wort *personare*, das *durchtönen* bedeutet. Jede konkret erscheinende

Person ist also Schein, Maskerade, eine Form, durch die das Ewige sich ausdrückt, hindurchtönt. Unsere wahre Identität ist die Metamorphose, der ständige Selbstvollzug des Ur-Einen in wechselnden Formen. Die hebräische Selbstbezeichnung Gottes *Jahwe* kommt vom Wort *hajah*, das ein dynamisches Sein im Sinne „von sich ereignen" bedeutet. Die göttliche „Selbstdefinition" ist also: „Ich bin ein Ereignis, ich ereigne mich." Am Ende – was auch immer das sein mag – wird das Licht, wird das Göttliche von sich selbst sagen: „Ich habe mich selbst erkannt und habe mich selbst von überall her gesammelt; ich habe keins meiner Kinder an die Welt verloren."[31] Denn alles ist eine (Selbst-)Erfahrung des Ur-Einen und alles an Erfahrung ist in dem Ur-Einen aufgehoben und bejaht.

31 Aus dem gnostische Philippusevangelium, a.a.O.

IV.

Empfehlungen

13. Empfehlungen für Sterbende

Aus anderen Kulturen wissen wir, dass der Tod sich ankündigt, in Vorahnungen und Träumen beispielsweise. Von Indianern und Eskimos gibt es Zeugnisse, dass Alte, um den nahen Tod wissend, sich bewusst aus der Gemeinschaft entfernen und einen einsamen Ort aufsuchen, um in Ruhe zu sterben. Auch aus unserer Kultur gibt es Zeugnisse für ein bewusstes und ritualisiertes Angehen des Sterbens.[32] Der Sterbende selbst veranlasste, dass sich seine Freunde, Gefährten und Angehörige um sein Bett versammelten. Das Zeremoniell begann mit einem Lebensrückblick, in dem entscheidende Stationen, Ereignisse, Begegnungen und Erfahrungen benannt wurden. Es wurde zwar mit Trauer der geliebten Wesen, Dinge und schönen Erfahrungen gedacht, aber ohne Widerspruch zur Hinnahme des herannahenden Todes. Nach dem Rückblick dankte der Sterbende seinen Gefährten für ihre Treue und Unterstützung. Dann bat er sie um Vergebung, verabschiedete sich von jedem und empfahl ihren weiteren Weg der Fürsorge Gottes. In gleicher Weise verabschiedete er sich nun von denen, die ihm am nächsten gestanden haben. Dann empfahl er seine eigene Seele in einem Gebet der Fürsorge Gottes. Wenn dann der Tod nicht bald eintrat, schwieg der Sterbende, die Kommunikation mit dieser Welt war nun beendet.

---

32 Sie dazu: Heribert Fischedick, Rituale im Umfeld des Todes, in: Karolin Küpper-Popp/Ida Lamp (Hrsg.), Rituale und Symbole in der Hospizarbeit, Gütersloh 2010

Wenn es sich dabei auch um ermutigende Zeugnisse für ein gutes Sterben handelt und ich ritualisierte Abläufe für sehr hilfreich erachte, so gilt in diesem Augenblick doch mehr denn je: Jeder muss seinen eigenen Weg gehen und das ihm Gemäße tun. Daher lautet meine erste Empfehlung:

Trauen Sie Ihrer eigenen Wahrnehmung!
Es ist Ihre letzte Zeit in diesem Leben. Die sollten Sie nicht damit vertun, zu erraten und zu bedienen, was andere erwarten, was Konventionen oder Lehren vorgeben. Jetzt sollten Sie nur noch das tun, was Ihnen gemäß ist, was Ihnen jetzt passt, was Sie jetzt brauchen. Vertrauen Sie Ihren Impulsen. Lassen Sie sich von dem leiten, was Ihr stiller Beobachter vom Ufer her sagt. Und drücken Sie deutlich aus, was Sie wollen – von Ärzten, Pflegenden und Angehörigen. Denn die können auch nicht hellsehen.

Akzeptieren Sie den Tod!
Sie wissen, dass Ihr Sterben ansteht, etwas völlig Normales, die logische Konsequenz des Lebensbogens und der körperlichen Prozesse (auch wenn Sie möglicherweise noch nicht alt sind und der körperliche Prozess ein krankhafter ist). Im Tibetischen Totenbuch heißt es: „Dir widerfährt nun, was allen Wesen widerfährt und was man den Tod nennt.“ Wehren Sie sich deshalb nicht dagegen. Damit würden Sie nur in einen sinnlosen, leidvollen Widerspruch zur Wirklichkeit geraten. Denn der Tod ist ein natürlicher, unvermeidlicher Prozess, in den Sie wie alles andere materiell Existierende auch eingebunden sind. Er betrifft nur Ihren Körper. Kein Grund zur Panik, kein Grund, sich zu verhärten. Akzeptieren Sie deshalb den Tod aus vollem Herzen, nicht resignativ als sein Opfer oder das Opfer einer Krankheit, sondern mit der Stärke des Entschiedenen. Heißen Sie ihn willkommen, den „Gevatter Tod“, der Ihnen hilft, die beengende körperliche Form zu verlassen und in die Weite zu wechseln.

Bleiben Sie achtsam!

Verbinden Sie sich mit Ihrem stillen Beobachter und registrieren Sie einfach, was geschieht, ohne zu bewerten, ohne etwas auszuschließen, was an Stimmungen kommt und geht, was an körperlichen Wahrnehmungen kommt und geht. Wenn Vergangenes auftaucht: vorüberziehen lassen. Steigen Sie nicht grübelnd darauf ein, Vergangenes ist vorbei. Wenn Sorgen vor Zukünftigem auftauchen: vorüberziehen lassen. Die meisten Gedanken, die wir uns um die Zukunft machen, sind völlig daneben und außerdem selten konstruktiv. Das Leben findet hier und jetzt statt. Seien Sie sich daher der Vorgänge und Ereignisse der Gegenwart bewusst – vor allem mit dem Blick der Dankbarkeit.

Fördern Sie Entspannung!

Alles, was Sie körperlich, geistig und seelisch entspannt, ist richtig. Vielleicht helfen Ihnen bestimmte Musikstücke oder Düfte, vielleicht angeleitete Trancereisen. Es gibt wunderbare CDs mit Naturgeräuschen (Vogelzwitschern, Wasserfluss) und Gongtönen, Klangschalen oder dezenter Musik. Vielleicht gibt es die Möglichkeit zu leichten Massagen oder Fußzonenreflexmassagen oder Reiki-Behandlungen. Wenn Anspannung oder Angst auftaucht, konzentrieren Sie sich auf Ihre Atmung. Praktizieren Sie die schon erwähnte 4-4-8-Atmung (während des Einatmens bis 4 zählen, dann bis 4 zählend den Atem anhalten, dann ausatmend bis 8 zählen), sie fördert die tiefe entspannende Bauchatmung und stoppt Adrenalinausschüttung.

Genießen Sie Alleinsein und Stille!

Sterben ist Rückzug von außen nach innen, von der Grobstofflichkeit in die Feinstofflichkeit. Sie entfernen sich mehr und mehr von dem, was die „Welt da draußen“ beschäftigt, und sind dafür mehr bei sich. Erlauben Sie sich diesen Rückzug, genießen Sie das Bei-sich-Sein und Momente der Stille, in denen nichts Sie ablenkt, fordert oder „zumüllt“.

Praktizieren Sie wohlwollende Güte!

Bald werden Sie eintauchen in das Feld grenzenloser Liebe. Bereiten Sie sich darauf vor, fördern Sie den notwendigen Reinigungsvorgang, indem Sie sich für die Liebe öffnen – sowohl, um die Liebe anzunehmen, als auch, um Liebe zu schenken. Praktizieren Sie die Meditation der wohlwollenden Güte, indem Sie liebevolle Wünsche wie einen Scheinwerfer auf sich selbst, auf bestimmte Personen, die Ihnen wichtig sind, und alle Wesen richten. Zum Beispiel:

- Möge ich und mögen alle Wesen glücklich werden.
- Möge ich und mögen alle Wesen inneren Frieden haben.
- Möge ich und mögen alle Wesen sich ihres wahren Wesens gewahr werden.
- Möge ich und mögen alle Wesen erkennen, dass wir ein Teil des immerwährenden Wandels sind.
- Möge ich und mögen alle Wesen in der Tiefe ihres inneren Meeres Ruhe finden, auch wenn an der Oberfläche die Wellen tosen.
- Möge ich und mögen alle Wesen allen Wesen wie auch sich selbst liebevoll und gütig begegnen.
- Möge ich und mögen alle Wesen jederzeit gesegnet sein und selbst ein Segen sein.

Der Buddhismus, dem diese Meditationsform entstammt, nennt an Wirkungen unter anderem: Du wirst gut schlafen können, du wirst angenehme Träume haben, dein Gesicht wird strahlen, du wirst heiter sein, du wirst friedvoll sterben!

Verabschieden Sie sich!

Verabschieden Sie sich – wie in dem Eingangsbeispiel – bewusst von Freunden, Gefährten, Angehörigen und drücken Sie eventuell noch Ungesagtes, Wohlwollendes aus. Ich habe durch einen Freund von einem Sterbenden erfahren, der so ganz bewusst der Reihe nach ihm wichtige Menschen zu einem kurzen Gespräch einbestellt hat, um sich von ihnen zu verabschieden. Danach wollte er auch keinen weiteren Besuch mehr von ihnen. Befreien Sie sich aber von dem Druck, mit irgendwem noch ins Reine kommen zu müssen. Senden Sie demjenigen lieber wohlwollende Güte. Verabschieden Sie sich auch von der Umgebung, Ihrem bisherigen Lebensraum, wenn Sie wollen. Ich habe eine Tante meiner Frau kurz vor ihrem Tod noch auf die Terrasse des Krankenhauses getragen. Von dort konnte sie ihre Wohnung sehen, den Park und im Hintergrund das geliebte Panorama der Berge. Sie hat diesen stillen Moment des Abschieds sehr genossen. Eine halbe Stunde später war sie tot. Meinem Vater, der auf einer Palliativstation verstarb, war angeboten worden, ihn jederzeit noch einmal für ein paar Stunden in seine Wohnung zurückzubringen, damit er von dort Abschied nehmen könne.

Begrüßen Sie das Licht!

Bald werden Sie dem reinen Licht begegnen. Genießen Sie darum jeden Sonnenstrahl, dem Sie sich aussetzen können, und jeden Moment in der Natur, den Sie noch ermöglichen können. Nehmen Sie das Licht tief in sich auf, in jede Zelle. Oder schauen Sie ein Sonnenbild/-foto an. So bereiten Sie sich darauf vor, sich in das Licht auszudehnen.

Meditieren Sie das Kronenchakra!

Das Kronenchakra[33] befindet sich oberhalb des höchstens Scheitelpunktes über dem Kopf. Es stellt die Verbindung zum Göttlichen, zur Transzendenz, zur Anderswelt dar. Ein geöffnetes Kronenchakra ermöglicht tiefe Inspiration und die Erfahrung der All-Einheit. Wenn Sie das Kronenchakra meditieren (sich weiß-violettes Licht über ihm vorstellen), öffnen Sie es. Ein geöffnetes Kronenchakra ist der beste

33 Ein Chakra ist nach der östlichen Medizin ein Energieaufnahme- und -verteilpunkt. Am Körper gibt es 7 Hauptchakren.

Weg für die Seele, den Körper zu verlassen und sich gleich in dieses Licht zu begeben.

Bewahren Sie Leichtigkeit!

Der Tod ist nichts Schweres, er ist etwas Erhebendes. Bewahren Sie sich darum auch Leichtigkeit. Die letzten Worte meiner Mutter waren nicht fromm, sondern rheinisch „Dat schmeck verdammp joot", denn wir hatten ihr noch einmal eine Portion ihres geliebten Eises besorgt und gemeinsam Eis gegessen. Genießen Sie also, was der Moment hergibt. Lebenslust lässt sich auch im Abschied vom Leben bewahren und Lachen ist auch im Angesicht des Todes möglich. Das gelebte Leben kann gefeiert werden und auch der anstehende Tod kann gefeiert werden!

14. *Empfehlungen für Begleitende*

Das Kernproblem der nichtprofessionellen Sterbebegleitung besteht darin, dass Sie ja bereits eine bestimmte Beziehung und Nähe zu dem Sterbenden haben und damit selbst zu dem Kreis derer gehören, von denen sich der Sterbende lösen muss. Zudem stellt sich Ihnen als Partnerin, Partner, Tochter, Sohn, Enkel, Freundin oder Freund genau die gleiche Aufgabe des Loslassens. Sie sind also auch ziemlich mit sich selbst und ihren eigenen Emotionen beschäftigt. Gut wäre also, wenn auch Sie sich schon mit dem Sterben auseinandergesetzt und eine bestimmte gefestigte Haltung zum Tod entwickelt hätten. Dann können Sie zum Begleiter werden, der den Weg des Sterbenden mitgeht, ohne ihn auf seinem Weg aufhalten zu wollen. Das erfordert eine gewisse Distanz, die Sie aber nicht daran hindert, ihm Ihre ganze Liebe zu geben – unterstützend, aber eben nicht bindend. Das ist nicht einfach. Die erste Empfehlung lautet daher:

Setzen Sie sich nicht unter Druck!
Sie müssen also nicht die/den Gefestigten spielen. Es wäre schrecklich, wenn Sie die letzte verbleibende Zeit mit einem Theaterspiel vertun würden, anstatt sich aufrichtig zu begegnen. Drücken Sie also getrost aus, was Sie bewegt: Ihre Trauer, Ihre Hilflosigkeit, Ihre Überforderung. Alles, was in den Ausdruck kommt, kommt damit auch in Bewegung, in Fluss und kann sich darüber auch lösen. Suchen Sie sich

gegebenenfalls außerhalb Unterstützung bei einem guten Freund oder einer Freundin, einem wirklichen Seelsorger, einer kompetenten Trauerbegleitung, denn es kann nicht mehr Aufgabe des Sterbenden sein, Sie zu stützen.

Sie müssen auch für nichts Verantwortung übernehmen. Der Sterbende muss seinen eigenen Weg gehen und seine Entwicklungsaufgaben erfüllen. Sie können einem anderen nichts von seinem Weg, von seinen Aufgaben und Prozessen ersparen. Am meisten helfen Sie ihm/ihr, wenn Sie ein grundlegendes Vertrauen in die Prozesse des Daseins haben, zu denen auch das Sterben gehört, und ein Zutrauen in die Potenziale des Sterbenden. Das beruhigt und stärkt.

Setzen Sie auch den Sterbenden nicht unter Druck!

Es gibt keine Vorgaben, keine Ziele und kein Programm, die ein Sterbender erfüllen müsste. Jeder stirbt seinen eigenen Tod, einverstanden oder dagegen ankämpfend, bewusst oder ohne Reflektion, mit sich und seinem Leben im Reinen oder unversöhnt, friedlich oder unleidlich, spirituell erwacht oder blind. Auch wenn Sie dem Sterbenden (und sich) etwas anderes gönnen würden, bleiben Sie einfach gegenwärtig, nicht bewertend, an den Möglichkeiten und Grenzen des Sterbenden orientiert.

Schaffen Sie eine ruhige und ästhetische Atmosphäre!

Bereiten Sie dem Sterbenden einen Tempel, einen heiligen Raum, in dem er nun die letzte Zeit verbringt. Wenn Sie selbst beim Betreten des Zimmers eine erhabene, ehrfürchtige, wohltuende Atmosphäre empfinden, ist alles richtig. Ansonsten entfernen Sie alles Unnötige aus diesem Raum. Wenn der Sterbende Blumen mag, stellen Sie Blumen auf. Mit einer Duftlampe und entsprechenden Ölen können Sie für eine geklärte und mystische Dimension sorgen. Im Sterbezimmer meiner Mutter haben wir Rosenöl und Weihrauch verwandt. Leise beruhigende Musik, Klangschalentöne, Naturgeräusche (Brunnen, Bach, Wellenrauschen, Vogelgezwitscher) werden dies ebenfalls unterstützen. Ausschlaggebend ist, was der Sterbende mag. Wenn es ein Zimmer zuhause ist, können Sie – unter Berücksichtigung der Rauchmelder – auch Räucherstäbchen verwenden und vor allem eine Kerze aufstellen – Licht! Im Krankenhaus oder Pflegeheim hängen Sie ins Blickfeld des Sterbenden ein Sonnenposter/Lichtbild und/oder ein spirituelles Symbol, das dem Sterbenden etwas bedeutet: eine Ikone, ein Bild seiner spirituellen Leitfigur (Jesus, Buddha), ein Symbol (Keltenkreuz, Jerusalemkreuz, die Silbe Om, die Blume des Lebens).

Ersparen Sie ihm Erinnerungsfotos, Fernsehen und anderes, das ihn wieder an diese Welt binden will. Sie/Er muss sich jetzt auf die andere Seite konzentrieren, sich sammeln. Und bringen Sie vor allem keine Spannungen des Alltags mit! Sterbende werden durch den Prozess der Sammlung und der Verfeinerungen ihrer Energien und ihres Bewusstseins sensibler. Sie hören mehr, sie spüren mehr – auch Unterschwelliges, das von den Anwesenden ausgesendet wird. Alles Grobe, Laute und Aggressive stören sie empfindlich.

Als mein Vater im Sterben lag, habe ich ihm in seinem Zimmer der Palliativstation in einer Ecke einen „Lichtaufzug“ installiert und seiner Seele gesagt, dass sie diesen nutzen soll, denn dort werden Engel sie empfangen und sie ins Licht führen. Mein Vater saß in diesen Tagen häufig vor seinem Bett auf einem Stuhl an einem kleinen Tischchen mit Blick zur Zimmertür. Als ich zwei Stunden später wieder zurückkam, hatte er alles umdrehen lassen und saß jetzt mit dem Rücken zur Tür und dem Blick in jene Ecke. Ich hatte ihm nichts über die Installation gesagt, sein bewusstes katholisches Ich hätte es möglicherweise ohnehin als Unsinn abgetan, aber seine Seele hatte verstanden. Als er zwei Tage später starb, kam ich die „berühmten 10 Minuten“ zu spät, aber ich hatte sofort das Gefühl: Er ist weg. Die Seele hatte den „Aufzug“ genutzt. Es war alles getan.

Bedienen Sie die Grundbedürfnisse jedes Sterbenden!
Die Grundbedürfnisse eines Sterbenden sind relativ überschaubar und mit ein wenig Einfühlung und Bereitschaft gut zu bedienen.

- Sie/Er braucht Wärme, denn der Kreislauf wird schwächer, die Peripherie wird immer weniger versorgt, die Energien werden in den Zentralorganen benötigt.
- Sie/Er wünscht sich Schmerzfreiheit. Da es keinen Grund gibt, den Körper leiden zu lassen, sollten Schmerzmittel frühzeitig verabreicht werden, ehe sich das Schmerzgedächtnis bildet.
- Sie/Er empfindet einen befeuchteten Mund als Wohltat. Das kann mit häufigeren kleinen Schlucken erreicht werden. Oder Sie besprühen den Mund oder legen dem Sterbenden Eiswürfel unter die Zunge (die Sprühflüssigkeit und Eiswürfel dürfen auch aus Wein oder sonst bevorzugten Geschmäckern des Sterbenden hergestellt sein).
- Sie/Er liebt auch im Sterben Sauberkeit, ein behutsames Gewaschen- und Gepflegtwerden und rasche Hilfe bei Einkoten und Einnässen.
- Sie/Er möchte nur noch wenig essen oder gar nicht mehr essen und trinken. Kein Grund zur Besorgnis, sondern ein Zeichen, dass der Sterbeprozess gut in Gang ist. Zwingen Sie keinen zur Nahrungsaufnahme.
- Sie/Er möchte nicht mehr sprechen. Ihr ruhiges Dasein, Ihre Aufmerksamkeit, Ihr einfühlsames und behutsames Handeln sind jetzt wichtiger als verbale Kommunikation. Die Verbindung läuft nun über andere, sensiblere Kanäle, das Bewusstsein erweitert sich.

Seien Sie in all dem ein guter Anwalt für die Interessen und Bedürfnisse des Sterbenden. Denn in der Realität von Pflegenotstand und übernächtigten Ärzten benötigt ein zunehmend Schwächerwerdender diese Hilfe.

Geben Sie die Erlaubnis zum Gehen!
Sterbende brauchen von denen, die sie zurücklassen, eine Art Erlaubnis, zu gehen. Es ist für sie außerordentlich hilfreich und wichtig, zu wissen, dass sie gehen dürfen und dass niemand sie zurückhält. Drücken Sie ruhig aus, dass Sie über das Gehen traurig sein werden, aber dass Sie dem Sterbenden seinen Frieden gönnen und wünschen. Sagen Sie auch, dass sie trotz aller Trauer zurechtkommen werden. Damit entlasten Sie ihn. Die, die zurückbleiben, haben ihre Aufgaben selbst zu erfüllen und ihre Themen selbst zu bewältigen, dafür hat der Sterbende keine Verantwortung mehr – nicht einmal dann, wenn er ein Kind zurücklassen muss (niemand weiß, warum eventuell diese Erfahrung für die Seele des Kindes wichtig ist). Alles ist gut im Großen und Ganzen aufgehoben.

Ziehen Sie den Sterbenden nicht zurück in die Welt!
Der Sterbende ist auf dem Weg nach innen, er wird immer wieder eindösen, einschlafen und zeitweilig mehr „drüben" als hier sein. Rufen Sie ihn nicht, rütteln Sie ihn nicht wach, ziehen Sie ihn nicht zurück ins Leben. Auch nicht dadurch, dass Sie alte Erinnerungen auffrischen, viel vom Leben draußen erzählen oder betonen, wie sehr alle den Sterbenden vermissen. Unterstützen Sie vielmehr sein Sichlösen und lassen Sie ihn seinen Weg in die Anderswelt machen. Bestimmen nicht Sie, was ansteht oder wichtig ist, überlassen Sie das dem Sterbenden.

Seien Sie ehrlich!
Geben Sie dem Sterbenden offen und ehrlich Auskunft auf die Fragen, die er stellt. (Was er nicht wissen will, wird er auch nicht fragen). Entmündigen Sie Sterbende nicht, indem Sie entscheiden, welche Informationen der Sterbende verkraften kann oder nicht. Die Antworten werden Emotionen auslösen, aber darauf hat jeder ein Anrecht.

Bewahren auch Sie Leichtigkeit!
Vor Kurzem ist unsere älteste Enkelin mit gerade mal 15 Jahren für ein Jahr ins Ausland an eine Schule gegangen. Wir hätten es ihr schwermachen können, indem wir unser Leiden an der Trennung betont hätten, an der erfolgreichen Meisterung dieses Jahres gezweifelt, sie mit Ratschlägen erschlagen hätten. Aber wir konnten es ihr erleichtern, indem wir stabil blieben, sie ermutigten, beglückwünschten, unser Zutrauen ausdrückten und ein fröhliches Abschiedsfest feierten (was wir auch gemacht haben). Genau das Gleiche gilt im Umgang mit Sterbenden. Wir als Zurückbleibende dürfen unsere Lebenslust behalten, wir dürfen lachen, auch mit dem Sterbenden scherzen und auch mit ihm Abschied *feiern.*

Gerne dürfen Sie, wenn es passt, einem Sterbenden auch die Kapitel über das dreifache Sterben sowie die Empfehlungen für Sterbende vorlesen und/oder den folgenden Text zur Begleitung einer Seele und die gnostischen Aufstiegsformeln. Das gibt ihr/ihm Orientierungshilfe für die anstehenden Prozesse.

15. Ein Text zur Seelenvorbereitung und -begleitung

[Vor dem Tod:] „*Liebe Seele, dir wird nun bald das widerfahren, was man den Tod nennt. Dein physischer Körper wird sterben, du selbst aber wirst weiterhin so lebendig sein wie jetzt. Du musst dann deinen Körper und dieses Leben verlassen. Denn dann gehörst du nicht mehr zur grobstofflichen Energie der Erde, sondern zur feinstofflichen Ebene. Du bist nicht die einzige, der solches widerfährt. Da dies allen Wesen geschieht, klammere dich nicht an dieses Leben. Denn auch wenn du dich daran klammerst, hast du nicht die Macht, zu bleiben. Dir bleibt dann nichts anderes, als im Kreislauf der Existenzen herumzuirren. Also sehne dich nicht danach, sondern, wenn der Tod kommt, mache dich auf und werde Licht!*

Als Erstes musst du dann dein Körperfeld verlassen. Du kannst aus ihm aussteigen aus dem Scheitelchakra wie aus einem Overall – erst die Kapuze öffnen, dann die Arme und den Oberkörper daraus befreien, schließlich den Unterkörper, die Beine und die Füße. Der Körper hat dich durch dieses Leben getragen, aber dann brauchst du ihn nicht mehr. Schau darum nicht zurück, sondern nach vorne.

Auch wenn wir, die du geliebt hast und die dich lieben, traurig sind, weil du nicht mehr bei uns sein wirst, wir unterstützen dich, zu gehen. Wir geben dich frei, du darfst gehen! Denn dein Leben hier ist bald vollendet. Darum lass nun alles los, was dich noch an dieses Leben bindet.

Wenn du dich aus dem Körper gelöst hast, kannst du dich frei und gedanklich bewegen. Du wirst dann wieder reines Bewusstsein sein. Wenn du dann noch einmal Menschen oder Orte aufsuchen möchtest, um dich zu verabschieden, dann tu das ruhig. Aber wundere dich nicht, wenn sie dich nicht wahrnehmen werden, auf dich nicht reagieren werden, denn du bist dann körperlos und darum für sie unsichtbar, unhörbar, untastbar.

Wenn du bereit bist, weiterzugehen, werden Angehörige aus der geistigen Welt kommen, um dir zu helfen – Ahnen, Engel, dein Krafttier, spirituelle Helfer. Sie freuen sich, dich abholen und mitnehmen zu dürfen. Du wirst ihre Liebe spüren. Vertraue dich diesen Helfern aus der geistigen Welt an, sie wissen, was zu tun ist. Du wirst sie an ihrem lichtvollen Wesen und an ihrem Lichtkörper erkennen.

Dann musst du alles loslassen, was dich noch an die Erde, dort lebende Menschen, Ereignisse, Situationen, Institutionen und Gegenstände bindet – Sehnsucht oder Schuldgefühle, Versprechen oder Verantwortung, was auch immer. Das alles kannst du dann bildlich in deinen Gedanken in einen Sack stecken, den du auf deinem weiteren Weg noch ein Stück mitnehmen wirst.

Möglicherweise werden auch noch andere Seelen kommen, die du kennst und die dich abhalten wollen, weiterzugehen. Seelen, mit denen du möglicherweise einmal Verträge geschlossen, paktiert hast. Höre nicht auf sie! Bewege du dich einfach weiter auf das Licht zu und hab keine Angst vor dem Licht. Denn Gott, das Licht, ist reine Liebe. Du kannst dann auch diese Bindungen und Verträge in den gedanklichen Sack stecken, den du weiter mitnimmst.

Dann musst du zur „Brücke des Lichtes" gehen, über die du in das Licht schreiten kannst. Vor der „Brücke des Lichtes" wirst du ein Feuer sehen. Wirf dann den Sack in dieses Feuer. Sieh zu, wie dieser verbrennt. So wirst du alles, was dich noch mit der Erde oder den erdnahen Seelen verbunden hat, in diesem Feuer auflösen.

Dann musst du in die Mitte der „Brücke des Lichtes" gehen. Dort musst du auch alles loslassen, was dich als die Person ausmacht, die du jetzt noch bist. Denn du bist mehr als dieses eine Leben. Auch andere Leben, Formen werden wieder in dein Bewusstsein kommen. Du wirst dich an alle diese Leben erinnern. Denn du bist nun reines Bewusstsein. Darum wirst du an dieser Stelle alles loslassen können, was Form war, Person war, erneut Form sein will, erneut Person sein will. Du wirst ab dann einfach wahrnehmendes Bewusstsein sein, das alle diese Formen und Existenzen umfasst. Wenn du dieses Bewusstsein erweiterst, wirst du Licht sein. Mache dich dann also auf, gehe über die „Brücke" ins Licht und werde Licht! Weiter können wir nicht mit dir gehen. Aber unsere guten Wünsche und unser Segen werden dich begleiten, auf dass du glücklich wirst; auf dass du inneren Frieden erfährst; auf dass du dir deines wahren Wesens gewahr wirst; auf dass du geheilt wirst und selber eine Quelle der Heilung sein kannst! Darum hab keine Angst, begrüße den Tod, wenn er kommt, er ist dein Tor zurück ins Licht, zurück in das Eine, Allumfassende, zurück in die unbegrenzte Liebe!

[Nach dem Tod:] „*Du Seele, die wir als (Namen einsetzen) gekannt haben, dir ist nun das widerfahren, was man den Tod nennt. Dein physischer Körper ist verstorben, du selbst aber bist noch so lebendig wie zuvor. Du musst jetzt deinen Körper und dieses Leben verlassen. Denn du gehörst jetzt nicht mehr zur grobstofflichen Energie der Erde, sondern zur feinstofflichen Ebene. Du bist nicht die einzige, der solches widerfährt. Da dies allen Wesen geschieht, sehne dich nicht nach diesem Leben zurück und verlange nicht danach. Denn auch wenn du dich danach sehnst und verlangst, hast du nicht die Macht, zu bleiben. Dir bleibt dann nichts anderes, als im Kreislauf der Existenzen herumzuirren. Also sehne dich nicht danach, sondern mache dich auf und werde Licht!*

Auch wenn die Menschen, die du geliebt hast und die dich lieben, traurig sind, sie unterstützen dich, zu gehen. Denn dein Leben hier ist vollendet, das Beste liegt jetzt vor dir. Darum lass alles los, was dich noch an dieses Leben bindet.

Dein Körper war eine gute Hülle, aber jetzt brauchst du ihn nicht mehr. Darum schau nicht zurück, sondern nach vorne. Du kannst dich jetzt frei und gedanklich bewegen. Denn du bist jetzt wieder reines Bewusstsein. Wenn du noch einmal Menschen oder Orte aufsuchen möchtest, um dich zu verabschieden, dann tu das ruhig. Aber wundere dich nicht, wenn sie dich nicht wahrnehmen, auf dich nicht reagieren, denn du bist jetzt körperlos und darum für sie unsichtbar, unhörbar, untastbar.

Schau, wer gekommen ist, um dir zu helfen: Angehörige aus der geistigen Welt – Ahnen, Engel, dein Krafttier, spirituelle Helfer. Sie freuen sich, dich abholen und mitnehmen zu dürfen. Sie lächeln dich an, du kannst ihre Liebe spüren. Vertraue dich diesen Helfern aus der geistigen Welt an, sie wissen, was zu tun ist. Du erkennst sie an ihrem lichtvollen Wesen und an ihrem Lichtkörper.

Nun musst du alles loslassen, was dich noch an die Erde, dort lebende Menschen, Ereignisse, Situationen, Institutionen und Gegenstände bindet – Sehnsucht oder Schuldgefühle, Versprechen oder Verantwortung, was auch immer. Das alles kannst du bildlich in deinen Gedanken in einen Sack stecken, den du jetzt weiter mitnimmst.

Möglicherweise sind noch andere Seelen anwesend, die du kennst und die dich abhalten wollen, weiterzugehen, Seelen, mit denen du möglicherweise einmal Verträge geschlossen, paktiert hast. Höre nicht auf sie! Bewege du dich auf das Licht zu. Steck auch diese Bindungen und Verträge in den gedanklichen Sack, den du weiter mitnimmst. Geh du auf das Licht zu und hab keine Angst vor dem Licht. Denn Gott, das Licht, ist reine Liebe.

Geh nun zur „Brücke des Lichtes", über die du in das Licht schreiten kannst. Vor der „Brücke des Lichtes" siehst du ein Feuer. Wirf nun den Sack in dieses Feuer. Sieh zu, wie dieser verbrennt. Löse alles, was dich noch mit der Erde oder den erdnahen Seelen verbunden hat, in diesem Feuer auf.

Geh nun in die Mitte der „Brücke des Lichtes". Nun musst du auch alles loslassen, was dich als (Namen einsetzen) ausgemacht hat. Du bist mehr als dieses eine Leben. Auch andere Leben, Formen kommen wieder in dein Bewusstsein. Du bist reines Bewusstsein. Also lass alles los, was Form war, Person war, Form sein will, Person sein will. Du bist wahrnehmendes Bewusstsein, alle diese Formen und Existenzen umfassend. Erweitere dieses Bewusstsein und du bist Licht. Also mache dich auf, gehe über die „Brücke" ins Licht und werde Licht! Weiter kann ich nicht mit dir gehen.

Gehe also mit unseren guten Wünschen und unserem Segen. Mögest du glücklich werden! Mögest du inneren Frieden erfahren! Mögest du dir deines wahren Wesens gewahr werden! Mögest du geheilt werden und selber eine Quelle der Heilung sein! (Im Namen des Vaters und des Sohnes und der Heiligen Geistkraft).

Geh und werde Licht! Geh und werde Licht! Geh und werde Licht! Amen!"

16. *Gnostische Aufstiegsformeln*

In der Symbolik der Gnosis muss die Seele nach dem Tod des Körpers an den Archonten (Wächtern) vorbei, damit sie sich mit dem Pleroma, dem Lichtmeer der göttlichen Fülle, vereinen kann. Die Archonten wollen sich der Seele bemächtigen und sie auf der Erde halten (Symbol der an die Materie bindenden Ängste und Begierden). Damit die Seele durchkommt, muss sie bestimmte Passworte kennen – im Grunde Formeln, die Selbsterkenntnis beschreiben. In der gnostischen Symbolik bedeutet dabei „Vater" gleich „Ursprung, Quelle, das Ur-Eine" und Sohn bedeutet „gewollte Wirkung, Emanation".

Wenn du in ihre Gewalt kommst, wird einer, der ihr Aufseher ist, zu dir sagen: „Wer bist du und woher stammst du?" Du sollst zu ihm sagen: „Ich bin der Sohn und stamme vom Vater." Er wird zu dir sagen: „Was für eine Art Sohn bist du, und zu welchem Vater gehörst du?" Du sollst ihm sagen: „Ich stamme vom präexistenten Vater, und ich bin ein Sohn des Präexistenten." Wenn er ferner zu dir sagen wird: „Wohin willst du gehen?", so sollst du antworten: „Zu dem Ort, von dem ich gekommen bin, dorthin werde ich zurückkehren." Wenn du aber diese Dinge sagst, wirst du ihnen entkommen. (Apokalypse des Jakobus)[34]

Jesus sagte: „Wenn sie zu euch sagen: Woher kommt ihr?, dann sagt zu

34 Gerd Lüdemann/Martina Janßen, Unterdrückte Gebete, gnostische Spiritualität im frühen Christentum, Stuttgart 1997, S. 45

ihnen: Wir kommen aus dem Licht. Wenn sie zu euch sagen: Wer seid ihr?, dann sagt: Wir sind seine Söhne, und wir sind die Erwählten des lebendigen Vaters. Wenn sie euch fragen: Welches ist das Zeichen eures Vaters in euch?, sagt zu ihnen: Es ist Bewegung und Ruhe." (Thomasevangelium)[35]

Der Herr hat mir geoffenbart, was die Seele sagen muss, wenn sie in den Himmel aufsteigt, und wie sie einer jeden der oberen Mächte antworten muss, nämlich folgendermaßen: „Ich habe mich selbst erkannt und habe mich selbst von überall her gesammelt und ich habe keine Kinder für den Archonten gegeben, sondern habe seine Wurzeln ausgerissen und habe die zerstreuten Glieder gesammelt. Und ich weiß, wer du bist. Denn ich gehöre zu denen von oben". Und so wird sie freigelassen. (Aus dem Philippusevangelium bei Epiphanus)[36]

Die Lernenden fragten den Jesus: „Sage uns, wie wird unser Ende sein?" Jesus antwortete ihnen: „Ihr habt ja den Anfang aufgedeckt, um nach dem Ende zu sehen. Wo der Anfang ist, da wird auch das Ende sein. Selig, wer im Anfang stehen wird. Er wird auch das Ende kennen – und er wird den Tod nicht schmecken. (Thomasevangelium, Vers 18)

35 Ebd.
36 Ebd.

Über den Autor

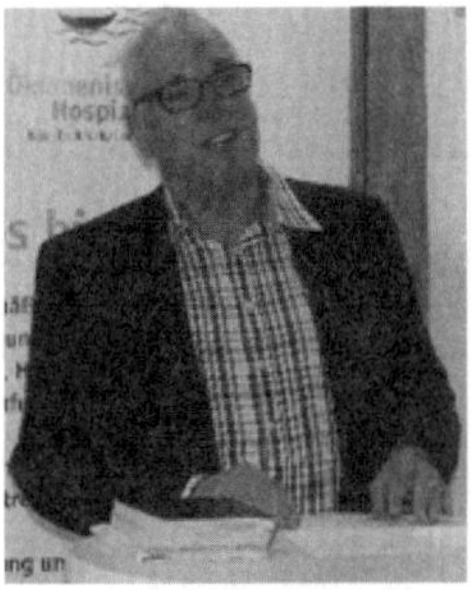

Heribert Fischedick studierte Psychologie, Theologie und Philosophie mit Zusatzqualifikationen in verschiedenen psychotherapeutischen Verfahren, als systemischer Coach und Organisationsberater sowie als Fachjournalist.

Seit seiner Jugend beschäftigen ihn die Fragen, warum sich Menschen so verhalten, wie sie sich verhalten, und wie sie sich aus untauglichen Mustern und Prägungen lösen können, um mehr Lebenszufriedenheit zu erfahren, und ebenso die Frage nach dem Sinn des Universums und des je eigenen Lebens. Tiefenpsychologische und spirituelle Erfahrungen und Auseinandersetzungen mit anderen Religionen ermöglichten ihm ein neues und tieferes Verständnis des Christentums und eine konfessionsfreie und interreligiöse Spiritualität.

Nach dem Studium arbeitete er zunächst als stellvertretender Leiter einer Beratungsstelle, dann in der Seelsorge und schließlich als Führungskraft. Seit 1989 ist er Geschäftsführer einer eigenen Firma für Organisations- und Personalentwicklung. Darüber hinaus ist er in freier Praxis als Psychotherapeut und spiritueller Anleiter tätig.

Zahlreiche Veröffentlichungen sind Ausdruck seiner vielfältigen Erfahrungen.

Heribert Fischedick ist verheiratet, hat Kinder und Enkelkinder und lebt in Köln.

Weitere Veröffentlichungen des Verfassers

Glaubst Du noch oder erfährst Du schon?

Das spirituelle Christentum
Heribert Fischedick

Hamburg 2014, ISBN 978-1-627842-81-5

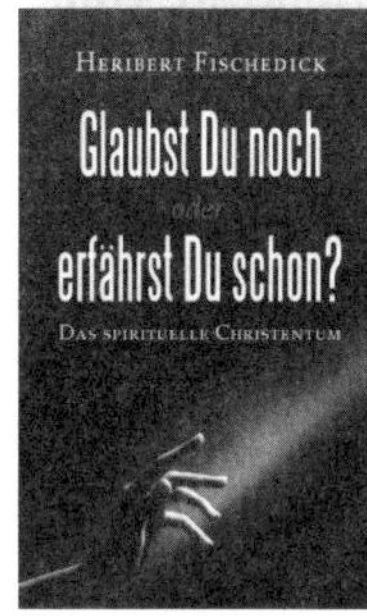

Ist Jesus wirklich gekreuzigt worden und wieder auferstanden? Hat es ihn überhaupt gegeben? Oder lässt sich seine Geschichte auch symbolisch verstehen? Wird sie damit unwahr? Der eigentliche religiöse Akt des kirchlichen Christentums ist der Glaube, das Fürwahrhalten von Erfahrungen und Aussagen, die andere gemacht haben. Der eigentliche religiöse Akt des spirituellen Christentums ist dagegen Gnosis, die durch eigene Erfahrung zu gewinnende Erkenntnis. Das kirchliche Christentum bietet eine Lehre, ein in sich geschlossenes System, das angenommen werden soll. Das spirituelle Christentum bietet Bilder, die eine Fülle von Bedeutungen haben und in der Tiefe der Seele mit uns arbeiten wollen. Das kirchliche Christentum führt zur Einheit im Bekenntnis, das spirituelle Christentum zur Einheit im Bewusstsein.

Der Weg des Helden

Die Reise zu sich selbst
Heribert Fischedick

Hamburg 2014, ISBN 978-1-627842-82-2

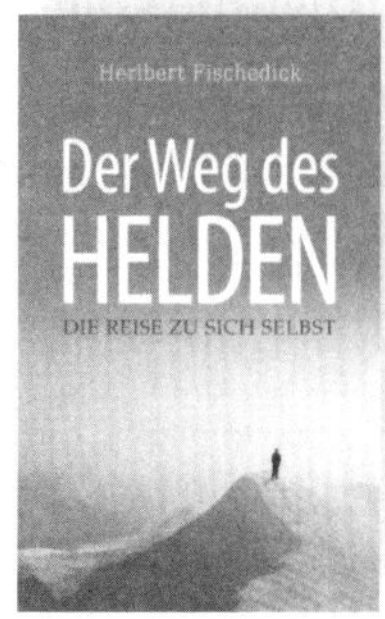

Wohin will ich mich entwickeln – nicht karrieremäßig, sondern als Mensch? Welche Rolle spielen dabei wichtige Schlüsselfertigkeiten, wie Selbstwahrnehmung, Selbstbehauptung, Einfühlung, Liebe und Sinngebung? Selbstentwicklung erfordert den Mut, für sich selbst und sein Wohlergehen Verantwortung zu übernehmen, und die Bereitschaft, an sich zu arbeiten. Denn wir sind uns gegeben und aufgegeben. In den alten Bildern (Archetypen) der Heldenreise sind typische Lernaufgaben eines jeden Lebensweges beschrieben. Sie sind wie Landkarten, die uns Orientierung ermöglichen und Wege zur Bewältigung wichtiger Lebensthemen aufzeigen.

Leben in Balance

7 Ressourcen für mehr Arbeits- und Lebenszufriedenheit
Heribert Fischedick

Independet-verlag, latza 2016, Paperback,
ISBN 978-3-9817613-0-6, eBook ISBN978-3-9817613-2-0

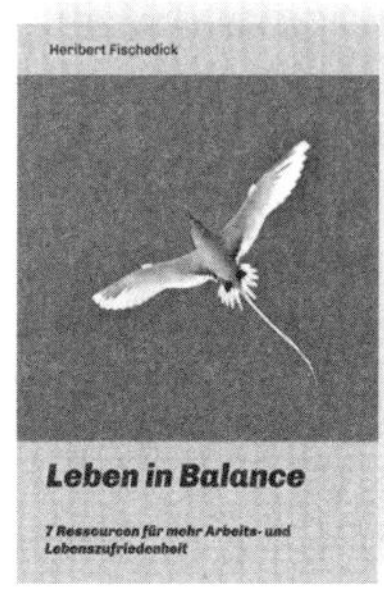

Glaubt man den Statistiken, ist die Mehrheit der Deutschen gestresst und unzufrieden mit ihrem Leben. In interkulturellen Vergleichen zum Thema Glück schneiden die ärmeren Regionen regelmäßig besser ab als die reichen Industrienationen. Der von Wirtschaft und Werbung ausgegebene Glaubenssatz, dass wir mit nichts zufrieden sein dürfen, sondern immer nach mehr und Besserem streben müssen, hat inzwischen alle Lebensbereiche vergiftet. Dabei ist Zufriedenheit Ausdruck wahrer Lebenskunst. Sie ist getragen von der Bereitschaft, für sich und sein Wohlergehen Verantwortung zu übernehmen. Sie weiß, Realitäten zu nehmen und zu gestalten, was gestaltbar ist: berufliche und private Rahmenbedingungen ebenso wie die eigenen Einstellungen und Lebensmuster. Die in diesem Buch vorgeschlagenen Ressourcen für mehr Arbeits- und Lebenszufriedenheit sind eine persönliche Bilanz des Autors aus langjähriger Arbeit mit Führungskräften und Keyplayern, aus langjähriger psychotherapeutischer Tätigkeit und aus vielen Auszeiten, die er mit Stress und burnoutgefährdeten High-Performern durchgeführt hat.

Weitere Bücher aus dem Verlag Via Nova:

7 Gründe für ein Leben nach dem Tod

Wissenschaftliche Studien eines Mediziners

Jean Jacques Charbonier

3. Auflage

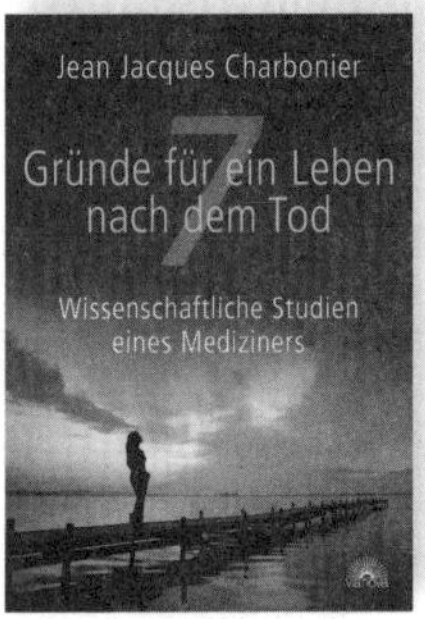

Paperback, 160 Seiten, ISBN 978-3-86616-353-9

Glauben Sie an ein Leben nach dem Tod? Bevor Sie diese Frage für sich endgültig beantworten, sollten Sie dieses Buch lesen! Es könnte Ihre Sicht auf die Dinge und das Leben von Grund auf verändern. Denn all die Erfahrungen, Beobachtungen und Studien, die hier überzeugend, leicht nachvollziehbar und wissenschaftlich fundiert dargestellt werden, machen mehr als nur Hoffnung. Sie lassen eigentlich nur einen Schluss zu: dass unser Bewusstsein nach dem Tod überlebt. Und sie zeigen, dass wir Leben und Tod in einem völlig neuen Licht betrachten müssen – ja!- dürfen! Lassen Sie sich auf dieses einzigartige Leseabenteuer ein, das zu einem der letzten Geheimnisse der Menschheit führt – und vielleicht dazu, dass Sie zukünftig in einem vollkommen neuen Verständnis und großer Gelassenheit durchs Leben gehen werden.

Die Angst vor dem Tod überwinden

Sterben als transpersonaler Prozess

Dr. med. Karim El Souessi

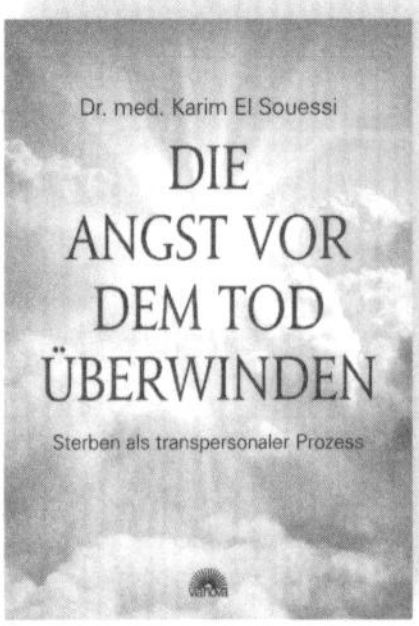

Paperback, 256 Seiten, ISBN 978-3-86616-340-9

Vergänglichkeit und Tod – jeden Tag präsent, sind wir doch geneigt, diese unvermeidliche Realität im Alltag zu verdrängen, ruft sie bei uns doch oft Bedrückung, Angst oder gar Schrecken hervor. Genau aus diesem Grund ist dieses Buch so ungemein wertvoll, denn es gelingt dem Autor, sich diesen Themen behutsam und in großer Gelassenheit zu nähern. Ausgesuchte Zitate, Gedichte, Geschichten und Episoden regen an, sich kontemplativ einzulassen und einen ganz natürlichen Umgang mit den Unabänderlichkeiten des Daseins zu finden. Tod und Sterben sind transpersonale Prozesse im Mysterium des Seins, so die Botschaft, kein Grund sich zu fürchten. Der Tod kann auch Höhepunkt des Lebens sein. Kostbare Meditationen öffnen zugleich Geist und Herz für das Wunder des Augenblicks. Absolut empfehlenswert auch für Sterbebegleiter und Hospitzler.

Lachen – trotz und alledem

Darf ich lachen, wenn ich traurig bin?

Silvia Rößler

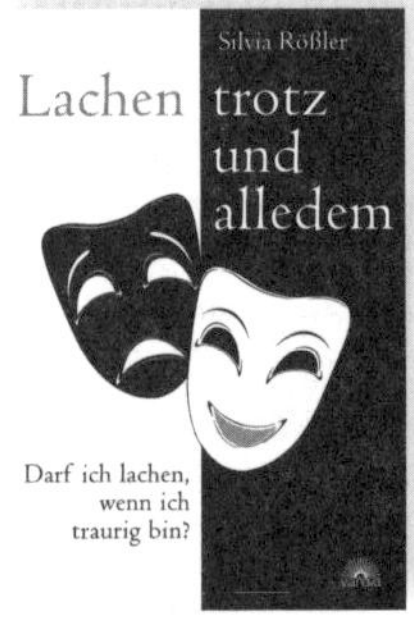

Paperback, 240 Seiten, 19 Zeichnungen, ISBN 978-3-86616-341-6

Dieses Buch ist wahrhaftig ein kostbares Geschenk für alle, die trotz schwerer Krisen, Krankheiten und Schicksalsschlägen wie Trauer und Tod, eine heitere Lebenshaltung entwickeln – oder sich bewahren – möchten. Wie dies gelingen und regelrecht gelernt werden kann, das zeigt uns die Autorin mit bewegenden Beispielen und authentischen Berichten, ganz praktischen Anregungen und Anleitungen aus den Bereichen Lachyoga, Meditation, Tanz, Singen und Malen. Nichts ist befreiender und berührender als ein ehrliches tiefes Lachen, das nicht nur ansteckend wirkt, sondern nachweislich auch Medizin ist für Körper und Seele. Entdecken Sie die Lebenskunst der Heiterkeit!